DEVENIR
LITHOTHERAPEUTE

Olivier Lucas

DEVENIR LITHOTHERAPEUTE

Énergies et lithothérapie : Les 50 pierres incontournables pour les débutants et comment devenir lithothérapeute.

Sommaire

INTRODUCTION

Bienvenue dans le monde fascinant de la lithothérapie. Que vous ayez déjà entendu parler des propriétés thérapeutiques des pierres et des cristaux, ou que vous soyez complètement novice en la matière, ce livre a été conçu pour vous. Je suis Olivier Lucas, votre guide à travers ce voyage de découverte et d'apprentissage.

Passionné par la lithothérapie et par la mythologie qui entoure les pierres, je vais vous présenter les principes de base de cette pratique ancienne et vous expliquer comment les pierres peuvent améliorer notre bien-être. Je vous aiderai à comprendre les différentes formes des pierres, les couleurs et leurs significations, comment choisir une pierre en fonction de divers critères, ainsi que la manière de la nettoyer et de la recharger. Et si vous êtes prêt à explorer ce domaine de manière plus approfondie, je vous montrerai également comment devenir lithothérapeute.

En ouvrant ce livre, vous faites le premier pas dans un voyage de découverte à travers le temps et l'espace, à travers la science et la spiritualité. La lithothérapie, qui trouve ses racines dans les anciennes civilisations, a survécu et s'est développée au fil des millénaires grâce à ses bienfaits sur l'esprit et le corps. Aujourd'hui, elle nous offre un moyen de retrouver un certain équilibre dans notre vie moderne souvent stressante.

Cependant, la lithothérapie n'est pas une science exacte et elle ne doit pas être considérée comme un substitut à la médecine traditionnelle. Elle est une aide complémentaire, un outil qui, utilisé correctement, peut contribuer à améliorer notre bien-être général. Il est important de faire preuve d'ouverture d'esprit et de respect envers cette pratique et ceux qui l'adoptent, même si elle ne correspond pas toujours à nos propres croyances ou expériences.

Ce livre est destiné à être un guide pratique et fiable pour tous ceux qui souhaitent en savoir plus sur la lithothérapie. Chaque chapitre a été soigneusement conçu pour vous fournir des informations précises et accessibles. La deuxième partie du livre est consacrée à une présentation détaillée de cinquante pierres communes, avec pour chacune une description de ses propriétés et de son utilisation en lithothérapie. Enfin, la dernière partie du livre s'adresse à ceux qui envisagent de devenir lithothérapeutes, avec des conseils sur la formation, la création d'une entreprise et les bonnes pratiques professionnelles.

Je vous encourage à approcher ce livre avec curiosité et ouverture d'esprit. La lithothérapie peut sembler mystérieuse et compliquée au premier abord, mais avec de la patience et de la volonté, vous découvrirez un univers de connaissances qui pourrait bien changer votre vie.

Alors, prêt à commencer votre voyage ? Ouvrez le livre, et entrons ensemble dans le monde fascinant de la lithothérapie.

Votre avis compte !

*Une fois que vous aurez fini ce livre,
partagez votre avis sur Amazon.*

*Votre retour d'expérience sera utile pour
les futurs lecteurs.*

*Je suis impatient de voir comment ce livre
a eu un impact sur vous.*

*Merci d'avance pour votre contribution et
bonne lecture !*

PREMIERE PARTIE : DECOUVRIR LA LITHOTHERAPIE

CHAPITRE 1 : LA LITHOTHERAPIE : UNE HISTOIRE RICHE ET FASCINANTE

Origines lointaines et premières utilisations

Le lien entre l'humanité et les pierres précieuses et semi-précieuses s'étend sur des milliers d'années, jusqu'aux temps préhistoriques. La beauté des pierres, leurs couleurs vives et leur éclat exceptionnel ont captivé nos ancêtres, qui leur attribuaient des pouvoirs mystiques et sacrés.

Nos premières traces d'utilisation des pierres dans un but thérapeutique remontent à l'âge de pierre, où nos ancêtres utilisaient des outils de silex pour réaliser des trépanations, opérations chirurgicales qui consistaient à percer le crâne. Les archéologues ont également retrouvé des amulettes et des talismans en pierre parmi les restes de ces anciennes civilisations, suggérant qu'ils croyaient déjà à la capacité des pierres à influencer leur bien-être ou leur sort.

Avec l'apparition des civilisations plus organisées, la relation entre l'homme et les pierres s'est intensifiée et diversifiée. En Égypte ancienne, on plaçait des cristaux sur les corps des défunts pour les protéger dans l'au-delà, et les prêtres utilisaient des pierres précieuses pour soigner les maladies. Le lapis-lazuli, par exemple, était prisé pour ses prétendues propriétés curatives et protectrices. Il était couramment utilisé dans les rituels religieux, les cérémonies royales et comme ingrédient dans les médicaments.

De l'autre côté de la planète, en Chine ancienne, on attribuait au jade des propriétés curatives et spirituelles. Il était couramment utilisé dans la médecine traditionnelle chinoise, et on pensait qu'il favorisait la longévité et la santé. Il symbolisait également la bonté, la beauté et la préciosité, et il était couramment porté comme bijou ou utilisé dans la décoration intérieure.

Parmi les cultures précolombiennes d'Amérique, le jade et le quartz étaient également considérés comme sacrés. Les Mayas, par exemple, croyaient que le jade avait des pouvoirs curatifs et protecteurs, et ils l'utilisaient pour réaliser des objets rituels, des ornements corporels et des offrandes aux dieux.

En Inde, le système de chakras, qui date d'au moins 2000 ans, repose sur l'idée que le corps humain est traversé par des courants énergétiques, les chakras. Les pierres étaient utilisées pour équilibrer ces énergies et promouvoir la santé et le bien-être.

Ces exemples ne sont que quelques-uns des nombreux témoignages de l'utilisation des pierres à des fins thérapeutiques à travers l'histoire et dans diverses cultures. Bien que les méthodes et les croyances variaient, un fil conducteur relie toutes ces civilisations : la conviction profonde que les pierres ont une influence sur notre bien-être, notre santé et notre spirituel. Cette conviction est à la base de la pratique que nous appelons aujourd'hui la lithothérapie.

Evolution au fil des siècles

Au fur et à mesure que les siècles ont passé, la compréhension et l'utilisation des pierres et des minéraux ont évolué, tout comme nos civilisations et nos connaissances. Chaque ère a apporté sa propre contribution à l'histoire de la lithothérapie, en façonnant et en enrichissant la façon dont nous percevons et utilisons les pierres aujourd'hui.

Au cours du Moyen Âge, l'utilisation des pierres s'est transformée, tout comme la société européenne. Les pierres précieuses et semi-précieuses étaient de plus en plus utilisées pour leurs supposées propriétés curatives et protectrices. Les médecins et les apothicaires intégraient les pierres dans leurs préparations médicinales. Des traités médicaux de l'époque font référence à l'utilisation de pierres telles que le saphir pour traiter les maux d'yeux ou l'émeraude pour renforcer la mémoire et l'intelligence.

En parallèle, la lithothérapie était aussi un élément important de la vie spirituelle. Les pierres étaient associées à des saints, à des signes astrologiques, à des jours de la semaine ou à des mois de l'année, et elles étaient utilisées dans des rituels religieux et des amulettes de protection.

Avec l'arrivée du siècle des lumières, et les progrès de la science et de la médecine, l'utilisation des pierres à des fins curatives a été critiquée et marginalisée. La lithothérapie était de plus en plus perçue comme une superstition ou une pratique ésotérique, en décalage avec la pensée rationnelle et scientifique de l'époque.

Cependant, même pendant ces périodes de scepticisme, l'intérêt pour les pierres ne s'est jamais complètement éteint. De nombreux individus et groupes ont continué à étudier et à utiliser les pierres pour leurs supposées propriétés curatives et spirituelles. Par exemple, les Rosicruciens, une société secrète d'érudits et de philosophes, ont écrit de nombreux textes sur l'usage ésotérique des pierres.

Au XIXe et XXe siècle, l'intérêt pour la lithothérapie a connu une résurgence, en partie grâce à l'émergence du mouvement New Age. Les pratiquants de ce mouvement ont réinterprété et réinventé de nombreuses traditions spirituelles anciennes, y compris la lithothérapie. Les pierres sont devenues des outils essentiels pour l'auto-amélioration et la croissance spirituelle, utilisées pour la méditation, la guérison énergétique et le développement personnel.

En parallèle, les avancées en géologie et minéralogie ont permis une meilleure compréhension des pierres, de leur formation et de leur composition. Cette connaissance a ajouté une nouvelle dimension à la lithothérapie, en permettant de lier les propriétés supposées des pierres à leur structure cristalline, à leur composition chimique et à leur couleur.

À travers ces évolutions, la lithothérapie a toujours trouvé sa place, s'adaptant et se réinventant face aux défis et aux changements. Et elle continue de le faire encore aujourd'hui, à l'ère moderne.

La lithothérapie à l'ère moderne

Nous sommes maintenant dans une ère moderne où la lithothérapie, malgré sa longue histoire, connaît une popularité sans précédent. Son retour en force est dû à plusieurs facteurs, notamment un intérêt renouvelé pour le bien-être holistique, la médecine complémentaire et le développement personnel.

L'avènement d'Internet a également joué un rôle majeur dans la démocratisation de la lithothérapie. Les informations sur les pierres et leurs propriétés supposées, autrefois réservées à un petit groupe d'initiés, sont maintenant à la portée de tous. Les sites web, blogs, forums, vidéos, et réseaux sociaux dédiés à la lithothérapie se comptent par milliers, offrant une mine d'informations et une communauté pour les amateurs de pierres.

En outre, l'industrie de la mode et du design a embrassé la tendance, faisant des pierres un élément incontournable des bijoux, de la décoration d'intérieur, et même de la cosmétique. Les pierres sont partout, de nos poignets à nos tables de chevet, attirant l'attention de personnes qui n'auraient peut-être jamais pensé à utiliser des pierres pour leur bien-être.

Cependant, il est important de noter que cette popularité croissante a également apporté son lot de défis et de controverses. Les critiques de la lithothérapie mettent en doute son efficacité, faute de preuves scientifiques solides. De plus, l'exploitation des mines de pierres soulève des questions éthiques et environnementales importantes.

Mais malgré ces défis, l'intérêt pour la lithothérapie ne semble pas faiblir. De nombreux praticiens et utilisateurs de la lithothérapie affirment que, bien utilisées, les pierres peuvent apporter un soutien précieux sur le chemin du bien-être et de la réalisation de soi.

Dans l'ère moderne, la lithothérapie se présente donc comme une pratique ancienne réinventée, un mélange d'histoire, de science, de spiritualité et de psychologie. Elle est à la fois un art, une science, et un chemin vers la connaissance de soi.

Le potentiel des pierres et leur influence sur notre vie sont des sujets fascinants, pleins de mystère et de promesse. Et même si nous ne comprenons pas encore tout, une chose est sûre : les pierres ont marqué notre histoire, et elles continuent de jouer un rôle dans notre présent.

Mais pour vraiment apprécier la richesse de la lithothérapie, il est important de comprendre ses principes de base, et comment les pierres peuvent améliorer notre bien-être. C'est ce que nous allons explorer dans les prochains chapitres de cette première partie de notre livre. Alors, préparez-vous à un voyage fascinant dans le monde des pierres, et découvrez comment elles peuvent vous aider à équilibrer votre corps, votre esprit et votre âme.

CHAPITRE 2 : LES PRINCIPES DE BASE DE LA LITHOTHERAPIE

Qu'est-ce que la lithothérapie ?

La lithothérapie, dérivée des mots grecs 'lithos' signifiant pierre, et 'therapeia' signifiant soin, est une pratique ancienne qui utilise les énergies vibratoires des pierres pour favoriser le bien-être physique, émotionnel et spirituel de l'individu. C'est un pan de la médecine holistique, considérant l'être humain dans sa globalité, interconnecté avec son environnement et l'univers.

Chaque pierre, par sa composition chimique, sa couleur et sa forme, émet une vibration unique, une résonance qui interagit avec notre propre champ énergétique. On attribue à ces vibrations la capacité d'agir sur nos différents plans d'existence, du plus physique au plus subtil. Selon les principes de la lithothérapie, une pierre peut ainsi apaiser des douleurs corporelles, réduire le stress, aider à surmonter des blocages émotionnels, voire stimuler l'éveil spirituel.

Il faut toutefois distinguer la lithothérapie des pratiques médicales traditionnelles. La lithothérapie ne prétend pas guérir des maladies, mais plutôt accompagner l'individu sur son chemin de guérison, en complément d'un traitement médical approprié. Elle se veut une aide pour mieux vivre, mieux se comprendre, et favoriser un état d'équilibre et de bien-être.

Les applications de la lithothérapie sont multiples. Elle peut se pratiquer de manière autonome, en portant simplement une pierre sur soi, en l'utilisant lors de méditations, ou en l'intégrant dans son environnement quotidien. Elle peut aussi s'intégrer à d'autres pratiques énergétiques ou thérapeutiques, comme le reiki, le massage, la relaxation, le yoga, ou encore l'aromathérapie.

La lithothérapie repose sur une connaissance approfondie des propriétés de chaque pierre, et sur l'écoute de soi. Choisir une pierre, c'est souvent faire une rencontre, un écho à ce que l'on vit, à ce que l'on ressent, à ce que l'on cherche. La lithothérapie invite à développer une relation intuitive et respectueuse avec le monde minéral, à se laisser toucher par la beauté et la présence des pierres.

La lithothérapie est une pratique douce, non invasive, qui propose un autre regard sur notre rapport à nous-mêmes et au monde. C'est un voyage vers une meilleure harmonie, une quête de sérénité, de force intérieure, et d'ouverture à la vie. Mais comment fonctionne-t-elle vraiment ? Quelles sont les théories qui sous-tendent cette pratique ?

Comment fonctionne-t-elle : les théories énergétiques

Le fonctionnement de la lithothérapie repose sur le concept d'énergie, une notion abstraite et pourtant fondamentale, présente dans plusieurs disciplines traditionnelles et philosophies orientales. Les théories énergétiques derrière la lithothérapie s'ancrent notamment dans les principes de la médecine traditionnelle chinoise et de l'ayurveda, qui voient l'énergie comme une force vitale qui circule à travers tout être vivant.

Dans la lithothérapie, chaque pierre est considérée comme une entité vivante, possédant sa propre énergie vibratoire. Cette énergie est liée à la composition minérale de la pierre, à sa couleur, sa forme et son lieu d'origine. Par exemple, une pierre contenant du fer, comme le jaspe rouge, serait reliée aux énergies de la terre et de la force vitale, tandis que le quartz rose, par sa couleur douce, serait associé à l'énergie de l'amour et de l'apaisement.

Ces énergies vibratoires interagissent avec les champs énergétiques des êtres humains. Selon les praticiens de la lithothérapie, notre corps ne se limite pas à sa dimension physique, il est entouré et traversé par des champs énergétiques. Ces champs peuvent être affectés par nos émotions, notre santé, notre environnement, et aussi, selon les théories de la lithothérapie, par les énergies des pierres.

Les pierres pourraient donc aider à rééquilibrer ces champs énergétiques, en agissant comme des catalyseurs ou des modulateurs. Par exemple, une personne éprouvant de l'anxiété pourrait bénéficier de l'énergie apaisante de l'améthyste, qui l'aiderait à calmer son esprit et à rééquilibrer son énergie.

Cependant, il est important de noter que le mécanisme exact par lequel les pierres interagissent avec nos énergies reste largement inexploré par la science moderne. Les explications fournies par la lithothérapie sont donc à considérer dans une perspective holistique et subjective. Chaque individu peut ressentir différemment l'influence des pierres, en fonction de sa sensibilité, de son état émotionnel et de son ouverture à cette pratique.

La lithothérapie invite à une exploration personnelle et intuitive de ces énergies. Elle propose une approche basée sur l'expérience et l'observation, plus que sur des preuves scientifiques tangibles. Pour certains, c'est un voyage spirituel, pour d'autres, un outil de développement personnel, une manière de se connecter à la nature, ou simplement un moyen d'apporter plus de beauté et d'harmonie dans leur vie.

Les théories énergétiques de la lithothérapie offrent une perspective fascinante sur notre relation avec le monde minéral, un pont entre le visible et l'invisible, entre le corps et l'esprit. Mais, comme tout outil, son efficacité dépend de la manière dont il est utilisé.

Les bénéfices et les limites de la lithothérapie

La lithothérapie, malgré son ancienneté, est souvent perçue avec scepticisme dans le monde moderne, en grande partie à cause de l'absence de preuves scientifiques rigoureuses qui soutiennent son efficacité. Cependant, cela ne l'empêche pas de jouir d'une popularité croissante et de procurer à ses adeptes de nombreux bienfaits, qu'ils soient psychologiques, émotionnels ou spirituels.

Parmi les bénéfices les plus souvent cités, on trouve le bien-être général et la relaxation. De nombreuses personnes affirment que le simple fait de tenir une pierre, de la porter sur soi, ou de méditer avec, peut procurer un sentiment de calme et de sérénité. Les pierres, par leur solidité et leur présence tranquille, peuvent agir comme des ancrages, aidant à réduire le stress et l'anxiété. Elles peuvent aussi être une source d'inspiration, stimuler la créativité, favoriser la concentration, ou servir de supports pour la méditation et la visualisation.

De plus, la lithothérapie offre une connexion avec la nature et ses merveilles. Les pierres, formées au cours de millénaires, sont les témoins silencieux de l'histoire de la Terre. Leur présence peut éveiller en nous un sentiment de respect et d'émerveillement, nous rappeler notre appartenance à un tout plus vaste, et nous aider à vivre de manière plus consciente et harmonieuse.

Cependant, la lithothérapie présente aussi des limites qu'il est important de connaître et de respecter. Tout d'abord, elle ne doit jamais être utilisée comme un substitut à un traitement médical. Si les pierres peuvent compléter un traitement en apportant du confort et du soutien, elles ne peuvent en aucun cas remplacer une consultation médicale, un diagnostic ou une médication prescrite par un professionnel de santé.

Ensuite, il est important de rappeler que chaque personne est unique et peut réagir différemment aux pierres. Ce qui fonctionne pour l'un ne fonctionnera pas nécessairement pour l'autre. L'approche de la lithothérapie doit donc être personnalisée et adaptée à chaque individu.

Enfin, l'utilisation des pierres doit se faire dans le respect de l'environnement. L'extraction des minéraux a un impact environnemental important et peut parfois être associée à des conditions de travail précaires. Il est donc essentiel de privilégier des sources responsables et éthiques.

La lithothérapie, malgré son manque de reconnaissance scientifique, offre de nombreux bienfaits potentiels. Elle peut être un outil précieux pour améliorer le bien-être, favoriser l'équilibre émotionnel et spirituel, et nous reconnecter à la nature. Cependant, comme toute pratique, elle doit être utilisée avec discernement, dans le respect de notre santé et de notre planète.

CHAPITRE 3 : COMMENT UNE PIERRE PEUT-ELLE AMELIORER NOTRE BIEN-ETRE ?

Les propriétés des pierres et leurs impacts sur l'individu

Au cœur de la lithothérapie se trouvent les pierres, avec leur éventail de couleurs, de formes et de propriétés fascinantes. Chaque pierre possède une "signature" énergétique unique qui lui confère des vertus spécifiques. Ces caractéristiques, que l'on attribue à leur composition chimique, leur structure cristalline, leur couleur et leur origine, sont censées interagir avec les champs énergétiques humains pour influencer notre bien-être physique et émotionnel.

Considérons quelques exemples. L'améthyste, une pierre de couleur violette, est souvent associée à la sérénité et à l'équilibre mental. Sa signature énergétique est censée favoriser la relaxation, apaiser les tensions et aider à gérer le stress. De nombreux praticiens en lithothérapie la recommandent pour favoriser un sommeil réparateur et pour aider à la méditation.

Le quartz rose, quant à lui, est réputé pour ses vertus apaisantes et réconfortantes. Cette pierre est souvent associée à l'amour et à la compassion. Elle serait bénéfique pour calmer l'esprit, favoriser le pardon et l'acceptation, et aider à guérir les blessures émotionnelles.

Le jaspe rouge, une pierre de couleur vive, est souvent lié à l'énergie vitale et à la confiance en soi. Sa signature énergétique serait particulièrement stimulante et dynamisante. Il est souvent recommandé pour surmonter la fatigue, stimuler la motivation et renforcer la détermination.

Cependant, les propriétés attribuées à chaque pierre ne sont pas universellement acceptées et varient en fonction des cultures, des traditions et des interprétations personnelles. De plus, l'impact d'une pierre sur un individu est censé être influencé par sa sensibilité personnelle et sa réceptivité aux énergies subtiles.

Il est également important de noter que l'interaction entre les pierres et l'individu n'est pas unidirectionnelle. Les pierres sont souvent utilisées en combinaison avec d'autres techniques de bien-être, comme la méditation, le yoga, la visualisation ou l'aromathérapie, qui renforcent et complètent leurs effets.

Enfin, il est crucial de rappeler que l'utilisation des pierres doit toujours être effectuée avec respect et conscience. Il est recommandé de nettoyer et de recharger régulièrement les pierres pour maintenir leur efficacité, et de les manipuler avec soin pour préserver leur intégrité.

Chaque pierre possède des propriétés uniques qui peuvent avoir un impact sur notre bien-être. Cependant, leur utilisation doit toujours être personnalisée et adaptée à nos besoins spécifiques, et intégrée dans une démarche globale de soin de soi.

Exemples d'améliorations concrètes du bien-être

Au fil des années, la lithothérapie a gagné en popularité grâce aux nombreux témoignages d'individus qui ont ressenti des améliorations notables dans leur bien-être après avoir intégré les pierres dans leur quotidien. Voyons quelques exemples d'impact concret de la lithothérapie sur le bien-être.

Un cas courant concerne l'amélioration de la qualité du sommeil. Certains utilisateurs de pierres comme l'améthyste ou la howlite ont rapporté une plus grande facilité à s'endormir, une diminution des réveils nocturnes et une sensation de repos plus profond. Ces pierres sont souvent placées sur une table de nuit ou même sous l'oreiller pour maximiser leur effet.

Un autre domaine où les pierres semblent avoir un impact significatif est le soulagement du stress et de l'anxiété. Des pierres comme l'aigue-marine, la citrine ou la tourmaline noire sont fréquemment utilisées à cet égard. Les utilisateurs ont décrit une sensation de calme accru, une meilleure gestion de l'anxiété et une réduction du stress quotidien lorsqu'ils gardent ces pierres près d'eux ou les utilisent dans le cadre de la méditation.

La lithothérapie est également employée pour améliorer la concentration et la clarté mentale. La fluorite, par exemple, est une pierre souvent associée à ces domaines. Les personnes qui l'utilisent lors de tâches nécessitant une concentration intense rapportent souvent une capacité accrue à se concentrer et une clarté mentale améliorée.

D'autre part, le quartz rose est couramment utilisé pour promouvoir l'amour-propre et l'acceptation de soi. Les utilisateurs ont partagé qu'ils se sentent plus aimants envers eux-mêmes et qu'ils trouvent plus facile de pardonner et de libérer les anciennes blessures émotionnelles lorsqu'ils intègrent cette pierre à leur routine de bien-être.

Ces témoignages montrent l'éventail des impacts que les pierres peuvent avoir sur le bien-être d'un individu. Cependant, il est important de souligner que l'efficacité de la lithothérapie peut varier d'une personne à l'autre. Chaque personne est unique, tout comme sa réactivité à l'énergie des pierres. Il est donc crucial de considérer la lithothérapie comme une partie d'une approche globale du bien-être, plutôt qu'une solution miracle.

Si les pierres peuvent contribuer à améliorer le bien-être de manière tangible, elles ne remplacent pas un mode de vie sain, une alimentation équilibrée, une activité physique régulière, ni les soins médicaux. Elles constituent plutôt un complément intéressant, un outil supplémentaire dans notre trousse de bien-être.

Les preuves scientifiques et le débat en cours

Si les témoignages d'amélioration du bien-être grâce à la lithothérapie sont nombreux, la question de la validation scientifique de ces pratiques reste un sujet de débat. Il est donc essentiel d'examiner la nature des preuves scientifiques existantes et le contexte du dialogue actuel.

D'un point de vue scientifique, la lithothérapie est généralement considérée comme une pratique de médecine alternative. La science traditionnelle se base sur une méthodologie rigoureuse et cherche à établir des preuves concrètes grâce à des expériences reproductibles et contrôlées. Or, il existe peu d'études de ce type sur la lithothérapie.

Cela dit, cela ne signifie pas qu'aucune recherche n'a été menée. Certaines études exploratoires ont examiné les effets potentiels des pierres sur le bien-être. Par exemple, des recherches sur les effets de la couleur des pierres sur l'humeur ont suggéré que les couleurs vives, comme le rouge ou l'orange, pourraient avoir un effet stimulant, tandis que les couleurs plus douces, comme le bleu ou le vert, pourraient favoriser la relaxation. Cependant, ces études ne sont généralement pas spécifiques à la lithothérapie et se concentrent plutôt sur la psychologie des couleurs.

La lithothérapie est également souvent associée à la notion d'énergie vibratoire. Si certaines traditions orientales reconnaissent l'existence de cette énergie, la science occidentale n'a pas encore trouvé de moyens concrets de la mesurer ou de l'observer.

Le débat sur la lithothérapie se situe donc à l'intersection de la science, de la philosophie et de la spiritualité. D'un côté, il y a ceux qui soutiennent les bienfaits subjectifs et personnels des pierres, qui peuvent être perçus mais pas nécessairement mesurés de manière conventionnelle. De l'autre, il y a ceux qui demandent des preuves scientifiques tangibles avant de valider une pratique.

Il est important de noter que l'absence de preuves scientifiques formelles ne signifie pas nécessairement que la lithothérapie est inefficace. Elle indique simplement que nous ne comprenons pas encore pleinement comment ces pratiques fonctionnent d'un point de vue scientifique.

Le débat sur la lithothérapie est complexe et en cours. Il est conseillé à ceux qui souhaitent explorer la lithothérapie de le faire avec une approche ouverte, tout en gardant à l'esprit que chaque individu est différent et que l'efficacité de la lithothérapie peut varier d'une personne à l'autre. Comme pour toute pratique de bien-être, il est important d'écouter son corps et son intuition, et de consulter un professionnel de la santé en cas de doute.

CHAPITRE 4 : UTILISATION DES PIERRES EN LITHOTHERAPIE

Les différentes techniques d'utilisation

La lithothérapie offre une pléthore de techniques pour intégrer les pierres dans notre quotidien. Il s'agit d'un art riche en méthodes variées, adaptées à différentes situations et différents individus. Voyons ensemble quelques-unes des techniques les plus couramment utilisées en lithothérapie.

1. Le port de bijoux en pierres

Le port de bijoux tels que des bracelets, colliers, boucles d'oreilles ou bagues incrustées de pierres précieuses ou semi-précieuses est l'une des manières les plus simples et les plus populaires de bénéficier de la lithothérapie. Cette technique permet d'être en contact constant avec la pierre, facilitant ainsi l'échange d'énergies.

2. L'utilisation de pierres brutes ou polies

Les pierres brutes ou polies peuvent être utilisées de différentes manières. Elles peuvent être placées dans une pièce comme élément décoratif pour influencer l'énergie de l'espace, ou bien tenues dans la main lors de la méditation pour renforcer l'intention et la concentration.

3. Les élixirs de pierres

Les élixirs de pierres sont préparés en laissant une pierre dans de l'eau pendant une certaine période de temps. L'eau est alors censée emprunter les propriétés vibratoires de la pierre. Il est important de noter que certaines pierres peuvent être toxiques ou se dissoudre dans l'eau, il faut donc toujours se renseigner avant de préparer un élixir.

4. La méditation avec les pierres

La méditation avec les pierres est une pratique profonde qui peut aider à renforcer l'intention de la méditation et à amplifier les bénéfices. Cela peut impliquer de tenir une pierre pendant la méditation, de la placer sur un certain point du corps ou de l'utiliser pour focaliser le regard.

5. L'utilisation des pierres dans les soins énergétiques

Dans certains soins énergétiques comme le reiki, les pierres peuvent être placées sur les chakras ou tenues dans la main pour aider à l'équilibrage énergétique.

6. Le gridding

Le gridding, ou la création de grilles de cristaux, implique l'arrangement de pierres dans un motif géométrique pour intensifier leur énergie collective. Ces grilles peuvent être utilisées pour la protection, l'abondance, l'amour, etc.

Ces méthodes ne sont que quelques exemples des nombreuses façons dont les pierres peuvent être utilisées en lithothérapie. Il est important de se rappeler que la façon dont vous choisissez d'utiliser les pierres dépend de vos préférences personnelles et de vos besoins individuels. En lithothérapie, comme dans tout autre domaine du bien-être, la clé est de trouver ce qui vous convient le mieux.

Les précautions à prendre

La lithothérapie, bien qu'elle offre de nombreux avantages potentiels, doit être abordée avec une certaine prudence. Comme toute pratique de bien-être, elle nécessite une approche respectueuse et informée. Voici quelques précautions essentielles à prendre en compte.

Ne pas substituer la lithothérapie à un traitement médical

C'est une notion fondamentale : la lithothérapie ne doit en aucun cas se substituer à un traitement médical conventionnel. Elle peut compléter une approche médicale, mais si vous avez une condition médicale grave ou persistante, il est essentiel que vous consultiez d'abord un professionnel de la santé.

Choisir des pierres de qualité

Toutes les pierres ne sont pas créées de la même manière. Certaines peuvent être traitées avec des produits chimiques ou être des contrefaçons. Il est donc crucial de s'assurer que vous achetez des pierres de haute qualité auprès de fournisseurs réputés.

Nettoyage et recharge des pierres

Les pierres absorbent les énergies environnantes et peuvent donc se charger d'énergies négatives avec le temps.

Il est recommandé de nettoyer régulièrement vos pierres pour maintenir leur efficacité. Les méthodes de nettoyage varient selon les pierres et peuvent inclure l'exposition à la lumière du soleil ou de la lune, le rinçage à l'eau courante, l'enfouissement dans la terre, etc.

Manipulation sécuritaire

Certaines pierres peuvent être toxiques, surtout lorsqu'elles sont ingérées ou en contact prolongé avec la peau. Par exemple, la malachite, si elle est manipulée de manière incorrecte, peut être toxique. Il est essentiel de se renseigner sur les propriétés de chaque pierre et de manipuler ces outils de manière sûre et respectueuse.

Respect des pierres

N'oublions pas que les pierres sont des éléments naturels de la Terre. Respectez leur origine, leur histoire et leur énergie. N'oubliez pas non plus de remercier les pierres pour l'énergie qu'elles apportent à votre vie.

En fin de compte, la lithothérapie, comme toute pratique de bien-être, requiert une certaine mesure de responsabilité personnelle. Si vous prenez le temps de vous informer et de respecter les précautions nécessaires, votre expérience avec la lithothérapie peut être à la fois sécuritaire et bénéfique.

Comment nettoyer et pourquoi recharger sa pierre en énergie

En lithothérapie, le nettoyage et le rechargement des pierres sont des pratiques essentielles qui permettent de maintenir leur efficacité et leur pureté énergétique. C'est une étape que beaucoup de novices en lithothérapie négligent, mais c'est une des clés pour maximiser les bienfaits de vos pierres.

Tout d'abord, il est important de comprendre pourquoi le nettoyage et le rechargement sont nécessaires. En travaillant avec nous, les pierres absorbent et transforment les énergies négatives ou discordantes. Avec le temps, cela peut les rendre moins efficaces et même nuire à leur capacité à nous aider. C'est comme si elles étaient des éponges énergétiques : elles peuvent absorber une certaine quantité d'énergie négative avant d'être "pleines" et nécessiter un nettoyage.

Le nettoyage de vos pierres est donc le processus par lequel vous libérez ces énergies négatives accumulées. Il existe de nombreuses méthodes pour ce faire, mais certaines des plus courantes comprennent le rinçage à l'eau courante, l'immersion dans de l'eau salée, l'enfouissement dans la terre, la fumigation avec de la sauge ou du palo santo, ou encore le placement dans un amas de quartz ou d'améthyste. Il est essentiel de noter que certaines pierres, notamment celles contenant du fer comme l'hématite, ou celles qui sont friables ou solubles comme la sélénite, ne doivent pas être nettoyées avec de l'eau. Il est donc important de se renseigner sur les besoins spécifiques de chaque pierre.

Une fois que vos pierres sont nettoyées, elles sont prêtes à être rechargées. Le rechargement est le processus qui revitalise la pierre, renouvelle son énergie et renforce ses propriétés curatives. Encore une fois, il y a plusieurs méthodes pour le faire. L'exposition à la lumière du soleil ou de la lune est l'une des plus populaires et des plus accessibles. Le soleil tend à être plus énergisant et est excellent pour les pierres liées au plexus solaire, au sacrum et à la racine, tandis que la lune est plus apaisante et est préférée pour les pierres liées au chakra de la couronne, du troisième œil et de la gorge. Cependant, comme pour le nettoyage, certaines pierres peuvent se décolorer ou être endommagées par une exposition directe à la lumière du soleil, il est donc recommandé de faire preuve de prudence.

Le nettoyage et le rechargement de vos pierres en lithothérapie sont des étapes cruciales pour maintenir leur puissance et leur efficacité. En prenant soin de vos pierres, vous maximisez non seulement leurs bienfaits sur votre bien-être, mais vous approfondissez également votre lien avec elles, ce qui, en soi, peut être une expérience profondément gratifiante et transformatrice.

CHAPITRE 5 : LES DIFFERENTES FORMES DES PIERRES : LEUR SIGNIFICATION ET LEUR UTILISATION

Les formes naturelles et leurs spécificités

La première forme que prennent les pierres est celle que la nature leur a attribuée.

Ces formes naturelles, bien que variées et uniques, comportent certaines caractéristiques distinctives et ont leur propre signification dans la pratique de la lithothérapie.

Les cristaux bruts

Les cristaux bruts sont des pierres dans leur état naturel, non polies et non façonnées par la main de l'homme. Ils ont généralement des arêtes vives et une structure cristalline visible. L'améthyste et le quartz brut sont des exemples courants de cette forme.

La force des cristaux bruts réside dans leur énergie pure et intacte. Les adeptes de la lithothérapie estiment que ces pierres sont plus puissantes car elles sont plus proches de leur état naturel. Les cristaux bruts sont souvent utilisés pour la méditation, le reiki ou l'équilibrage des chakras.

Les pierres en morceaux

Les pierres en morceaux sont des fragments de minéraux ou de cristaux qui ont été détachés de leur formation originale. Elles peuvent avoir une apparence irrégulière et comporter des arêtes vives ou rugueuses.

Les pierres en morceaux sont souvent utilisées pour la purification de l'environnement. On les place dans des pièces de la maison ou sur le lieu de travail pour favoriser des énergies positives. Le sel de l'Himalaya et la tourmaline noire sont des exemples de pierres couramment utilisées en morceaux.

Les pierres brutes

Les pierres brutes sont des pierres qui n'ont pas été polies ou travaillées de quelque manière que ce soit. Elles peuvent être utilisées de la même manière que les cristaux bruts, mais leur énergie est souvent considérée comme plus douce ou plus diffuse.

Les pierres brutes sont souvent utilisées dans les bijoux de lithothérapie ou placées autour de la maison comme objets de décoration. Elles sont également couramment utilisées dans les rituels de purification et de protection.

Les géodes

Les géodes sont des structures rocheuses creuses souvent remplies de cristaux. Elles sont formées lorsque des cavités dans la roche sont remplies par des minéraux au fil du temps.

Les géodes sont particulièrement prisées en lithothérapie pour leur capacité à canaliser, diffuser et concentrer l'énergie. Les géodes d'améthyste, par exemple, sont souvent utilisées pour créer un espace de calme et de relaxation.

Chaque forme naturelle de pierre a ses propres spécificités et son propre potentiel en lithothérapie. Il est important de choisir la forme qui correspond le mieux à vos besoins et à vos intentions.

Les formes travaillées : pyramides, sphères, galets, etc.

Alors que certaines pierres sont conservées dans leur état brut, d'autres sont travaillées pour acquérir des formes spécifiques, comme des pyramides, des sphères ou des galets.

Ces formes ont une signification propre en lithothérapie et sont utilisées dans des situations particulières.

Les pyramides

La forme pyramidale est un symbole puissant en lithothérapie. La base carrée représente l'ancrage à la Terre, tandis que le sommet pointu symbolise la connexion avec l'univers.

Les pyramides sont souvent utilisées pour amplifier et focaliser l'énergie. La malachite ou le lapis-lazuli sont parfois sculptés en forme de pyramide pour ces raisons.

Les sphères

Les sphères, également appelées boules de cristal, sont des pierres taillées en forme de cercle parfait. Cette forme est idéale pour diffuser l'énergie de manière équilibrée dans toutes les directions.

C'est pourquoi les sphères sont souvent utilisées pour la méditation ou pour harmoniser l'énergie d'une pièce. Des pierres comme le quartz rose ou la citrine sont fréquemment façonnées en sphères.

Les galets

Les galets, ou pierres roulées, sont des pierres polies jusqu'à obtenir une forme lisse et arrondie. Cette forme est particulièrement agréable au toucher et facilite l'utilisation des pierres en lithothérapie.

Les galets sont souvent utilisés pour la relaxation, le massage ou simplement pour être tenus en main lors de la méditation. De nombreuses pierres, comme l'améthyste ou la tourmaline, sont disponibles sous forme de galets.

Les formes libres

Les formes libres sont des pierres polies sans suivre une forme géométrique spécifique. Elles conservent ainsi une partie de leur caractère naturel tout en ayant une surface lisse et agréable.

Les formes libres sont idéales pour la décoration et sont souvent utilisées comme objets d'art en plus de leur utilisation en lithothérapie.

Les pendules

Les pendules sont souvent utilisés en radiesthésie pour capter les vibrations de l'environnement. Ils sont généralement fabriqués à partir de pierres semi-précieuses et peuvent être utilisés en lithothérapie pour identifier les blocages énergétiques.

Chaque forme travaillée de pierre a sa propre fonction et sa propre signification en lithothérapie. Il est essentiel de choisir la forme qui correspond à vos besoins et à vos intentions, en gardant à l'esprit que la forme de la pierre peut influencer la manière dont son énergie est ressentie et utilisée.

L'influence de la forme sur l'efficacité de la pierre

En lithothérapie, la forme d'une pierre n'est pas un simple détail esthétique. Elle est un facteur clé qui influence la manière dont l'énergie de la pierre est canalysée et perçue. En effet, la forme de la pierre peut amplifier, diffuser, concentrer ou adoucir son énergie, modifiant ainsi son efficacité.

Une pierre brute, avec ses angles saillants et sa texture rugueuse, véhicule une énergie vive et directe. Cette énergie brute est souvent considérée comme plus puissante, car elle est moins diluée et moins manipulée. Cependant, cette puissance peut parfois être perçue comme plus difficile à gérer ou à intégrer, surtout pour les novices en lithothérapie.

Les pierres polies, telles que les galets, diffusent une énergie plus douce et plus uniforme. Le processus de polissage adoucit non seulement la surface de la pierre, mais aussi son énergie, la rendant plus facile à recevoir et à intégrer. Les galets sont donc souvent recommandés pour la méditation, le travail énergétique doux ou pour être portés sur soi.

Les formes géométriques, comme les pyramides et les sphères, ont une influence particulière sur l'énergie des pierres. Les pyramides, avec leur sommet pointu, sont réputées pour canaliser et concentrer l'énergie, ce qui peut être utile pour le travail énergétique ciblé ou pour amplifier l'énergie d'une pièce. Les sphères, en revanche, diffusent l'énergie de manière uniforme dans toutes les directions, ce qui favorise l'harmonie et l'équilibre.

Même les pendules, généralement utilisés en radiesthésie, ont leur propre influence. Ils sont souvent fabriqués à partir de pierres semi-précieuses et leur forme allongée et pointue permet de capter et de concentrer les énergies subtiles, rendant ces vibrations plus facilement détectables.

Il est important de rappeler que la forme d'une pierre influence l'efficacité de celle-ci, mais qu'elle ne modifie pas sa nature fondamentale. Par exemple, un quartz rose restera une pierre d'amour et de douceur, qu'il soit sous forme de galet, de pyramide ou de sphère. Cependant, la manière dont cette énergie d'amour et de douceur est exprimée et ressentie peut varier en fonction de la forme de la pierre.

La compréhension de ces différences peut aider à choisir la forme de pierre la plus appropriée à vos besoins et à votre confort. C'est une exploration personnelle qui peut enrichir votre pratique de la lithothérapie et vous aider à tirer le meilleur parti des merveilleux dons que nous offrent les pierres.

CHAPITRE 6 : LES COULEURS DES PIERRES : COMPRENDRE LEUR SYMBOLISME ET LEUR ENERGIE

La symbolique des couleurs en lithothérapie

La lithothérapie est une pratique riche en symbolisme. L'une de ses facettes les plus captivantes est l'étude des couleurs des pierres et leur correspondance avec nos propres énergies. Les nuances variées des pierres semi-précieuses reflètent la palette de nos émotions, de nos aspirations et de notre potentiel. En lithothérapie, la couleur d'une pierre n'est pas seulement une caractéristique visuelle, c'est un langage, un moyen d'expression de la pierre et une carte pour comprendre sa vibration énergétique.

La couleur d'une pierre peut donner des indications sur le type d'énergie qu'elle porte et comment elle peut nous aider. Elle peut également être un guide précieux pour choisir la pierre qui répond le mieux à nos besoins. Lorsqu'on choisit une pierre, il est courant de se sentir attiré par une certaine couleur, même avant de connaître la signification de la pierre. Cette attraction intuitive peut être un signe que nous avons besoin de l'énergie spécifique que cette couleur représente.

Les couleurs sont également liées aux chakras, les centres énergétiques de notre corps, ce qui leur donne une signification supplémentaire en lithothérapie. Chaque chakra a une couleur associée et les pierres de cette couleur sont souvent utilisées pour stimuler ou équilibrer le chakra correspondant. Par exemple, le chakra du cœur est associé à la couleur verte, donc les pierres vertes comme l'Amazonite ou l'Aventurine sont souvent utilisées pour les questions de cœur et d'amour.

Il est important de noter que la couleur d'une pierre n'est qu'un aspect de son énergie. Chaque pierre a sa propre personnalité, son propre ensemble de propriétés qui dépendent de sa composition chimique, de sa structure cristalline, de son origine géologique et, bien sûr, de sa couleur. Ces facteurs se combinent pour créer une vibration unique qui fait de chaque pierre un allié précieux pour notre bien-être.

Cependant, la couleur d'une pierre peut nous donner une première impression de son énergie et nous aider à affiner notre choix. Les nuances chaudes comme le rouge, l'orange et le jaune ont tendance à être énergisantes et stimulantes, tandis que les nuances froides comme le bleu et le violet sont souvent apaisantes et inspirantes. Les nuances de terre comme le brun et le noir peuvent être enracinantes et protectrices, tandis que le blanc et le cristal peuvent apporter clarté et élévation.

En lithothérapie, comme dans la vie, la couleur ajoute de la profondeur, de la beauté et de la signification à notre expérience. En comprenant le langage des couleurs, nous pouvons apprendre à mieux connaître les pierres et à mieux utiliser leur énergie pour notre croissance et notre bien-être. Le choix d'une pierre par sa couleur peut être le début d'un voyage coloré d'exploration de soi et de guérison, guidé par les lumières vibrantes des pierres précieuses.

Les couleurs et leurs significations : une liste détaillée

La couleur des pierres précieuses en lithothérapie est un véritable langage à décoder, dont la compréhension peut grandement favoriser notre interaction avec ces alliés naturels. Ci-dessous, découvrez la richesse symbolique de chaque couleur, ainsi que ses associations énergétiques :

- **Le rouge :** Le rouge est la couleur de la passion, de l'énergie et du courage. Il incarne le dynamisme, l'enthousiasme et la détermination. Les pierres rouges, comme le grenat ou le jaspe rouge, peuvent stimuler l'énergie vitale, augmenter la motivation et renforcer la volonté.

- **L'orange :** Cette couleur joyeuse symbolise la créativité, la sociabilité et la joie. Elle encourage l'expression personnelle et favorise les relations interpersonnelles. Les pierres orange comme la cornaline peuvent stimuler la créativité et l'optimisme.

- **Le jaune :** Le jaune est associé à l'intellect, à la clarté et à l'optimisme. Il favorise l'ouverture d'esprit, la concentration et la joie. Les pierres jaunes, comme la citrine, peuvent aider à stimuler l'esprit et à promouvoir la clarté mentale.

- **Le vert :** Symbole de guérison, de croissance et d'équilibre, le vert est la couleur du chakra du cœur. Les pierres vertes, comme l'Amazonite ou l'Aventurine, favorisent l'harmonie, la paix intérieure et l'équilibre émotionnel.

- **Le bleu :** Le bleu est la couleur de la communication, de la vérité et de la tranquillité. Il encourage l'expression de soi, la clarté de pensée et la sérénité. Les pierres bleues, comme la Sodalite ou l'Aigue-marine, peuvent favoriser la communication et la tranquillité d'esprit.

- **L'indigo :** Cette couleur profonde est liée à l'intuition, à la perspicacité et à la réalisation. Elle stimule l'ouverture de l'esprit et favorise l'intuition. Les pierres indigo, comme le Lapis Lazuli, peuvent aider à développer l'intuition et à favoriser la perspicacité spirituelle.

- **Le violet :** Le violet symbolise la spiritualité, la sagesse et la transformation. Il favorise l'éveil spirituel, la compassion et l'inspiration. Les pierres violettes, comme l'Améthyste, peuvent aider à équilibrer les émotions et à stimuler la spiritualité.

- **Le blanc :** Le blanc représente la pureté, la protection et l'illumination. Il favorise la clarté, l'énergie positive et la connexion spirituelle. Les pierres blanches, comme le Quartz clair, peuvent aider à purifier l'énergie et à favoriser l'illumination spirituelle.

- **Le noir :** Le noir est associé au mystère, à la protection et à la transformation. Il favorise l'enracinement, la stabilité émotionnelle et le renouvellement. Les pierres noires, comme l'Obsidienne noire ou la Tourmaline noire, sont connues pour leur capacité à absorber l'énergie négative et à favoriser la transformation personnelle.

Chaque couleur révèle un univers d'énergie, d'émotions et de potentiels à découvrir. L'interaction avec les pierres de différentes couleurs peut nous aider à nous connecter avec ces aspects variés de nous-mêmes, favorisant ainsi notre croissance et notre bien-être personnels.

CHAPITRE 7 : CHOISIR SA PIERRE : CRITERES DE SELECTION, INFLUENCE DU SIGNE ASTRAL ET DU PRIX

Les critères essentiels pour choisir sa pierre

Le choix d'une pierre en lithothérapie n'est pas un processus à prendre à la légère. Plusieurs facteurs doivent être pris en compte pour s'assurer que la pierre choisie corresponde à vos besoins spécifiques. Les critères suivants constituent des lignes directrices essentielles pour faire le choix le plus éclairé possible :

1. **L'intention :** C'est probablement le critère le plus important. Pourquoi recherchez-vous une pierre ? Est-ce pour la relaxation, le soulagement du stress, l'amélioration de la concentration, la guérison d'un chagrin d'amour, ou autre chose ? Votre intention déterminera grandement le type de pierre qui vous conviendra le mieux. Par exemple, l'Améthyste est connue pour sa capacité à favoriser la relaxation et le calme intérieur, tandis que le Quartz Rose est souvent associé à l'amour et à la guérison émotionnelle.

2. **La couleur :** Comme nous l'avons vu précédemment, les couleurs des pierres jouent un rôle significatif dans leur impact énergétique. Une

couleur qui vous attire ou qui résonne avec votre intention peut être un excellent point de départ pour choisir votre pierre.

3. **La forme :** Les pierres peuvent être trouvées sous diverses formes : brutes, polies, taillées en forme de cœur, de pyramide, de sphère, etc. Le choix de la forme peut dépendre de votre objectif spécifique. Les pierres brutes, par exemple, sont considérées comme plus puissantes pour le travail énergétique, tandis que les formes travaillées peuvent être plus adaptées à la méditation ou à la décoration.

4. **L'intuition :** Faites confiance à votre intuition lors du choix de votre pierre. Vous pouvez être attiré par une pierre sans raison apparente. C'est généralement un signe que cette pierre a quelque chose à vous apporter. De même, dans les magasins spécialisés vous pouvez parfois vous retrouver face à la pierre que vous voulez en 10 exemplaires. Prenez votre temps, car c'est votre intuition qui vous fera choisir la bonne pierre à ce moment-là.

5. **La qualité :** Assurez-vous de choisir une pierre de bonne qualité. Les pierres synthétiques ou de mauvaise qualité peuvent ne pas avoir les mêmes propriétés énergétiques que leurs homologues naturels. Recherchez des pierres qui sont brillantes, claires et exemptes de fissures ou d'ébréchures. C'est pour cela qu'acheter ses pierres uniquement sur internet n'est pas forcément une bonne idée. Parfois il est bon d'aller voir les produits en

personne afin d'être sûr d'avoir une pierre de qualité.

6. **L'entretien** : Certaines pierres nécessitent un entretien particulier, comme un nettoyage régulier ou une recharge. Assurez-vous de connaître les besoins spécifiques de la pierre que vous choisissez et que vous êtes prêt à les respecter.

Ces critères peuvent servir de guide pour vous aider à choisir la pierre qui correspond le mieux à vos besoins et à vos désirs. Gardez à l'esprit que la lithothérapie est une pratique très personnelle et que la "meilleure" pierre est celle qui résonne le plus avec vous.

L'influence des signes astrologiques dans le choix de sa pierre

L'astrologie, vieille de plusieurs millénaires, a été utilisée pour mieux comprendre notre place dans l'univers, nos caractéristiques personnelles et comment nous interagissons avec le monde qui nous entoure. En lithothérapie, il est possible de tenir compte de notre signe astrologique pour orienter le choix de nos pierres. Chaque signe du zodiaque a des associations traditionnelles avec certaines pierres précieuses, qui sont censées amplifier les qualités positives de ce signe ou aider à surmonter ses défis. Voici une liste des douze signes du zodiaque et de leurs pierres associées :

1. **Bélier (21 mars - 19 avril) :** Le Bélier, premier signe du zodiaque, est associé à la Cornaline. Cette

pierre apporte énergie et vitalité, deux caractéristiques importantes du Bélier.

2. **Taureau (20 avril - 20 mai) :** Le Lapis Lazuli est une pierre parfaite pour le Taureau. Elle aide à faciliter la communication, renforce l'estime de soi et aide à surmonter les défis.

3. **Gémeaux (21 mai - 20 juin) :** Le signe des Gémeaux est associé à l'Agate, une pierre qui favorise l'équilibre et la stabilité, des qualités parfois manquantes chez les Gémeaux, connus pour leur dualité.

4. **Cancer (21 juin - 22 juillet) :** Le Cancer est associé à la Pierre de Lune, réputée pour stimuler l'intuition, ce qui correspond bien à la nature intuitive du Cancer.

5. **Lion (23 juillet - 22 août) :** Le signe du Lion est associé à l'Œil de tigre. Cette pierre donne de la force, du courage et de la confiance, qualités inhérentes au signe du Lion.

6. **Vierge (23 août - 22 septembre) :** La pierre de la Vierge est le Jaspe. Il aide à apporter une énergie apaisante qui peut aider à calmer la Vierge, souvent anxieuse.

7. **Balance (23 septembre - 22 octobre) :** Pour la Balance, le Quartz Rose est recommandé, car il favorise l'harmonie et l'équilibre, deux valeurs chères à ce signe.

8. **Scorpion (23 octobre - 21 novembre) :** Le signe du Scorpion est associé à l'Obsidienne. Cette pierre aide à se protéger des énergies négatives et à libérer les émotions refoulées, des aspects que le Scorpion pourrait travailler.

9. **Sagittaire (22 novembre - 21 décembre) :** La pierre du Sagittaire est l'Améthyste. Elle favorise la spiritualité et la sagesse, des valeurs bien en ligne avec la quête de vérité du Sagittaire.

10. **Capricorne (22 décembre - 19 janvier) :** Pour le Capricorne, la Malachite est une excellente pierre. Elle favorise le changement et la croissance, deux aspects que le Capricorne, souvent réticent au changement, peut bénéficier.

11. **Verseau (20 janvier - 18 février) :** La pierre associée au Verseau est l'Aigue-Marine. Elle favorise la communication, l'expression personnelle et la libération des émotions négatives, en harmonie avec le côté avant-gardiste du Verseau.

12. **Poissons (19 février - 20 mars) :** Enfin, pour les Poissons, le signe est associé à la Fluorite. Cette pierre aide à apporter une énergie apaisante, à stabiliser les émotions et à renforcer l'intuition, des aspects qui résument bien la nature du Poissons.

Il est important de se rappeler que ces associations ne sont que des lignes directrices et ne doivent pas être considérées comme des règles absolues. La lithothérapie est une pratique très personnelle, et la pierre qui vous convient le mieux est celle qui résonne le plus avec vous, indépendamment de votre signe astrologique.

Le rapport qualité-prix : comment l'évaluer ?

L'évaluation du rapport qualité-prix d'une pierre en lithothérapie requiert une approche nuancée. C'est une équation qui tient compte non seulement du coût financier de la pierre, mais aussi de sa qualité, de sa provenance, de ses propriétés et de la manière dont elle résonne avec vous sur un plan personnel.

Au niveau financier, les prix des pierres de lithothérapie peuvent varier considérablement. Il est possible de trouver des pierres pour quelques euros, tandis que d'autres peuvent coûter des centaines, voire des milliers d'euros. Cette variation s'explique par différents facteurs, tels que la rareté de la pierre, sa taille, sa qualité et sa provenance. Il est essentiel de faire vos recherches avant d'acheter pour comprendre pourquoi une pierre est évaluée à un certain prix.

La qualité de la pierre est un élément central de son rapport qualité-prix. Une pierre de haute qualité aura une couleur plus intense, moins d'inclusions ou d'imperfections et sera généralement plus puissante sur le plan énergétique. Toutefois, il faut noter que même les pierres avec des imperfections peuvent avoir une énergie puissante. En fait, certaines personnes préfèrent ces pierres car elles semblent plus "authentiques" ou "naturelles". Néanmoins, une pierre de haute qualité aura généralement un prix plus élevé.

La provenance de la pierre est un autre élément à prendre en compte. Certaines régions sont célèbres pour produire des pierres d'une qualité exceptionnelle. Par exemple, la Colombie est réputée pour ses émeraudes, tandis que la Birmanie est connue pour ses rubis. Cependant, il est également essentiel de se renseigner sur les conditions d'extraction de la pierre. L'éthique est de plus en plus un facteur dans l'évaluation du rapport qualité-prix, car de nombreux consommateurs ne veulent pas soutenir des pratiques d'extraction nuisibles à l'environnement ou exploitant les travailleurs.

Enfin, l'aspect le plus important lors de l'évaluation du rapport qualité-prix d'une pierre en lithothérapie est la manière dont elle résonne avec vous personnellement. Les pierres ne sont pas simplement des objets décoratifs ; elles sont utilisées pour leur énergie et leurs propriétés curatives. Une pierre qui vous attire fortement ou qui semble avoir un effet bénéfique sur votre bien-être émotionnel, mental ou physique a une valeur inestimable.

En fin de compte, le meilleur rapport qualité-prix est une combinaison de tous ces facteurs. C'est une pierre que vous pouvez vous permettre, qui est de bonne qualité, qui a été extraite de manière éthique, et surtout, qui a une résonance personnelle profonde avec vous. Le plus important est de se sentir à l'aise avec votre achat et de se rappeler que le véritable pouvoir d'une pierre vient de l'interaction entre son énergie et la vôtre.

En résumé, nous avons exploré ensemble les bases de la lithothérapie : son origine, sa pratique, le pouvoir des couleurs, le choix de la pierre et l'importance du nettoyage et du rechargement. Ces fondations solides vous permettront de mieux comprendre et d'apprécier l'univers fascinant des pierres et de leurs propriétés. À présent, préparez-vous à entrer dans un voyage plus spécifique et détaillé, car nous nous apprêtons à découvrir les 50 pierres les plus couramment utilisées en lithothérapie et leurs propriétés uniques. Accueillez cette deuxième partie avec curiosité et ouverture, car elle a tant à vous révéler.

DEUXIEME PARTIE :
LES 50 PIERRES ET
LEURS PROPRIETES

Voici une liste de 50 pierres souvent utilisées en lithothérapie. Pour chacune d'elles, nous allons aborder leur histoire, leurs propriétés, leurs utilisations et les conseils d'entretien

Quartz Rose

Histoire : Le Quartz Rose, réputé pour être la pierre de l'amour universel, est lié à l'histoire de l'amour et de la beauté depuis l'Antiquité. Les Romains, les Grecs et les Égyptiens antiques utilisaient cette pierre précieuse pour signifier l'amour et la réconciliation.

Propriétés : Cette pierre précieuse est censée promouvoir l'amour, le respect, la confiance, et la réconciliation dans toutes sortes de relations. Elle est associée au chakra du cœur et est utilisée pour équilibrer les émotions et apporter la paix et la tranquillité. Elle peut aussi aider à guérir les blessures émotionnelles et à surmonter les traumatismes.

Utilisations : Le Quartz Rose peut être utilisé lors de méditations, placé dans la maison ou le bureau pour améliorer l'énergie ambiante, ou porté comme un bijou pour profiter de son énergie tout au long de la journée.

Conseils d'entretien : Le Quartz Rose peut être nettoyé à l'eau tiède et au savon doux. Il doit être rechargé régulièrement, soit en le laissant à la lumière du soleil, soit en le plaçant sur un amas de quartz ou d'améthyste.

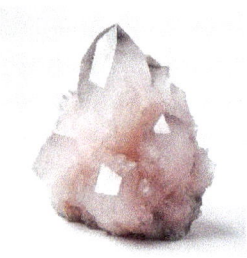

Améthyste

Histoire : L'Améthyste est une pierre précieuse qui a été appréciée à travers l'histoire pour sa magnifique couleur violette et ses propriétés supposées. Dans la mythologie grecque, l'Améthyste était associée à Bacchus, le dieu du vin, et on pensait qu'elle prévenait l'ivresse. Les bijoux en Améthyste ont été retrouvés dans des tombes datant de 2000 avant J.C., soulignant son utilisation ancienne comme objet d'ornement et de protection.

Propriétés : L'Améthyste est souvent appelée la pierre de la sagesse et de l'équilibre spirituel. Elle est connue pour sa capacité à calmer l'esprit, aidant à l'aligner avec l'univers pour favoriser la tranquillité, la méditation et la spiritualité. De plus, l'Améthyste est utilisée pour stimuler le chakra du troisième œil, renforcer l'intuition et aider à la prise de décision éclairée.

Utilisations : En lithothérapie, l'Améthyste est utilisée de diverses façons. Elle peut être placée dans une pièce pour aider à créer une atmosphère apaisante, portée comme un bijou pour faciliter la méditation et la concentration, ou utilisée pendant la pratique du yoga pour aider à aligner les chakras.

Conseils d'entretien : Pour prendre soin de votre Améthyste, il est recommandé de la nettoyer régulièrement sous l'eau courante pour enlever les énergies négatives accumulées. Pour recharger l'Améthyste, exposez-la à la lumière lunaire, car la lumière solaire directe peut en ternir la couleur.

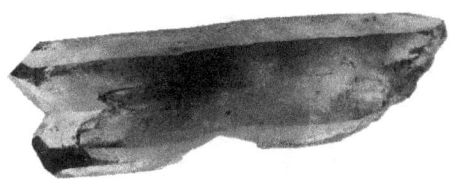

Lapis Lazuli

Histoire : Le Lapis Lazuli, avec sa profonde couleur bleue céleste, est une pierre qui a été admirée depuis l'Antiquité pour sa beauté et son mystère. Les Égyptiens antiques l'utilisaient dans leurs bijoux et leurs amulettes, croyant qu'elle avait des pouvoirs magiques. Dans la Rome antique, cette pierre était considérée comme un symbole de statut et de pouvoir.

Propriétés : En lithothérapie, le Lapis Lazuli est reconnu comme la pierre de la sagesse, de l'honnêteté et de la communication. Il est réputé pour ouvrir le troisième œil, favorisant l'éveil spirituel et la stimulation de la clairvoyance. Cette pierre est également utilisée pour favoriser une communication claire, aidant à exprimer ses sentiments et ses pensées avec intégrité.

Utilisations : Le Lapis Lazuli peut être porté en bijou pour faciliter l'expression de soi et l'harmonie dans la communication. Il peut également être utilisé lors de méditations pour aider à l'exploration spirituelle et à la découverte de la vérité intérieure. Dans les environnements de travail ou d'étude, le Lapis Lazuli peut aider à stimuler la clarté mentale et l'efficacité de la pensée.

Conseils d'entretien : Pour entretenir votre Lapis Lazuli, nettoyez-le régulièrement en le rinçant à l'eau courante pour enlever les énergies négatives. Évitez de le laisser au soleil car cela pourrait en ternir la couleur. Pour le recharger, placez-le sous la lumière lunaire ou près d'un amas de quartz.

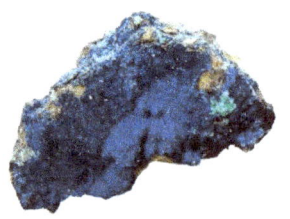

Œil de Tigre

Histoire : L'Œil de Tigre est une pierre fascinante avec sa couleur chatoyante allant du doré au brun foncé. Elle tire son nom de sa ressemblance avec l'œil d'un tigre. Utilisée depuis l'Antiquité, elle était portée comme talisman contre le mauvais œil et les sorts maléfiques.

Propriétés : En lithothérapie, l'Œil de Tigre est considéré comme une pierre de protection. Elle est connue pour ses propriétés d'ancrage, aidant à renforcer la confiance en soi et à maintenir un équilibre entre les extrêmes. Elle favorise également l'ouverture d'esprit, aidant à comprendre la dualité de la nature humaine.

Utilisations : L'Œil de Tigre peut être porté en bijou pour bénéficier de son énergie protectrice tout au long de la journée. Dans le travail ou l'étude, il aide à la concentration et à la prise de décision.

Conseils d'entretien : L'Œil de Tigre se nettoie en le rinçant à l'eau courante et se recharge au soleil ou sur un amas de quartz. Toutefois, évitez une exposition prolongée au soleil pour préserver sa couleur.

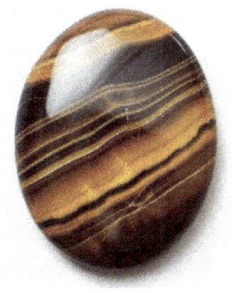

Citrine

Histoire : La Citrine, d'un jaune éclatant rappelant le soleil, est une variété de quartz dont le nom provient du mot "citron" en français, en raison de sa couleur. Elle est connue depuis l'Antiquité et était utilisée comme gemme dans les cultures grecque, romaine et égyptienne.

Propriétés : Considérée comme une pierre de prospérité, la Citrine est souvent appelée "pierre du marchand" car elle est censée attirer la richesse et l'abondance. En lithothérapie, elle est également appréciée pour sa capacité à inspirer l'optimisme et l'énergie positive, à stimuler la créativité et à favoriser la clarté de pensée.

Utilisations : Pour bénéficier des effets de la Citrine, vous pouvez la porter comme bijou, la placer dans votre maison ou votre bureau, ou l'utiliser pendant vos séances de méditation. Elle est particulièrement utile pour les personnes qui travaillent dans les domaines de la finance, des ventes, du marketing, ou pour toute personne cherchant à accroître son succès et sa prospérité.

Conseils d'entretien : Pour nettoyer votre Citrine, rincez-la sous l'eau courante et séchez-la délicatement. Pour la recharger, exposez-la à la lumière du soleil pendant quelques heures. Cependant, veillez à ne pas laisser la pierre trop longtemps au soleil pour éviter que sa couleur ne s'estompe.

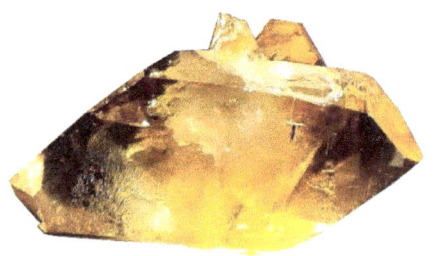

Jade

Histoire : Le Jade est une pierre précieuse qui a été vénérée par de nombreuses cultures anciennes, en particulier en Chine et en Amérique centrale. Le mot "jade" lui-même provient de l'espagnol "piedra de ijada", qui signifie "pierre pour les maux de reins", car on croyait qu'elle pouvait guérir les problèmes rénaux.

Propriétés : Le Jade est une pierre associée à la sagesse, à l'équilibre et à la paix. En lithothérapie, on dit qu'il favorise l'harmonie et l'équilibre émotionnel, tout en renforçant la confiance en soi et la sérénité. Il est également reconnu comme une pierre de protection qui repousse les énergies négatives.

Utilisations : Porter du jade sous forme de bijou ou garder une pierre dans votre espace de vie peut vous aider à attirer la chance et l'abondance, tout en favorisant un sentiment de paix et d'équilibre. Il est également populaire dans les pratiques de méditation pour aider à l'ouverture du chakra du cœur.

Conseils d'entretien : Pour nettoyer le jade, utilisez de l'eau tiède et un savon doux, en évitant les nettoyants chimiques agressifs. Pour recharger la pierre, vous pouvez la laisser à la lumière de la lune durant une nuit, la lune étant une source douce et régénérante d'énergie pour cette pierre.

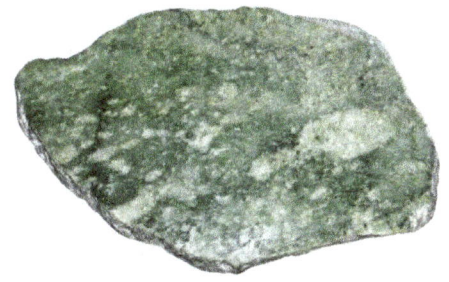

Sodalite

Histoire : La Sodalite est une pierre précieuse découverte pour la première fois au Groenland en 1811. C'est une pierre récente dans l'histoire des gemmes, elle n'a été largement reconnue et utilisée qu'à partir du 19e siècle. Son nom provient de sa haute teneur en sodium.

Propriétés : La Sodalite est souvent appelée "pierre de logique". Elle est connue pour stimuler la pensée rationnelle, l'objectivité, la vérité et la communication. Elle aide à équilibrer les émotions et calme les esprits hyperactifs, apportant clarté et tranquillité d'esprit.

Utilisations : Cette pierre est souvent utilisée en lithothérapie pour aider à la concentration et à l'apprentissage. Elle est également utilisée dans les bijoux et peut être placée dans la maison ou le bureau pour favoriser un environnement paisible et harmonieux.

Conseils d'entretien : Pour nettoyer la Sodalite, l'eau courante est suffisante. Elle peut être séchée avec un chiffon doux. Pour recharger cette pierre, la lumière de la lune est idéale.

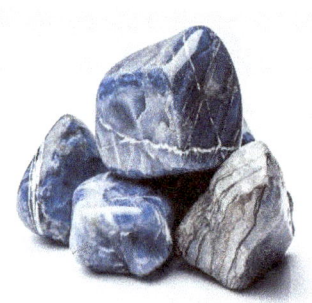

Obsidienne

Histoire : L'Obsidienne, une forme de lave volcanique refroidie rapidement, est utilisée par l'humanité depuis la préhistoire pour la fabrication d'outils coupants. Ses lames tranchantes comme des rasoirs ont trouvé leur place dans les rituels sacrés et les soins médicaux de nombreuses cultures anciennes.

Propriétés : En lithothérapie, l'Obsidienne est une pierre de protection puissante, connue pour ses capacités à repousser la négativité, à purifier l'aura et à libérer les blocages émotionnels. On dit également qu'elle aide à la clarté mentale, à la prise de décision et à la croissance spirituelle.

Utilisations : Porter de l'Obsidienne ou la placer dans votre espace de vie ou de travail peut aider à éliminer le stress et la tension. Elle peut également être utilisée pendant la méditation pour aider à explorer les profondeurs de votre subconscient et à résoudre les problèmes non résolus.

Conseils d'entretien : L'Obsidienne peut être nettoyée en la passant sous l'eau tiède, en veillant à ne pas utiliser de produits chimiques agressifs. Pour la recharger, exposez-la à la lumière de la lune. Comme elle est de nature volcanique, évitez les longues expositions à la chaleur du soleil.

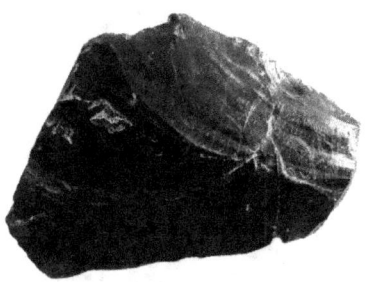

Malachite

Histoire : La Malachite est une pierre ornée d'ondulations hypnotiques vert émeraude qui a été appréciée pour sa beauté et son pouvoir depuis l'Antiquité. Les Égyptiens l'utilisaient dans les bijoux et les amulettes, tandis que les Grecs et les Romains la broyaient pour fabriquer des cosmétiques.

Propriétés : En lithothérapie, la Malachite est reconnue comme une "pierre de transformation". Elle amplifie les énergies positives et négatives, aidant ainsi à la libération des blocages émotionnels. Cette pierre favorise également le développement personnel, renforce l'empathie et la compréhension d'autrui.

Utilisations : Porter de la Malachite, particulièrement sur le cœur, favorise le flux d'amour et aide à la guérison émotionnelle. De plus, elle peut être utilisée lors de la méditation pour améliorer la concentration et la visualisation.

Conseils d'entretien : Pour nettoyer la Malachite, utilisez un chiffon doux et de l'eau tiède. Évitez les nettoyants chimiques et les expositions au soleil prolongées qui pourraient ternir sa couleur. Pour recharger cette pierre, laissez-la à l'air libre pendant la nuit ou placez-la à proximité d'une Améthyste.

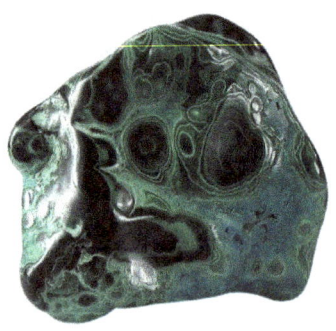

Aventurine

Histoire : L'Aventurine est une pierre précieuse qui tire son nom de l'italien "a ventura", signifiant "par hasard", en référence à la découverte de la technique de fabrication du verre aventuriné. A l'Antiquité, elle était souvent utilisée comme talisman de chance par les anciennes civilisations.

Propriétés : Cette gemme est souvent appelée "pierre du chanceux", car elle est réputée pour attirer la prospérité et les opportunités positives. En lithothérapie, l'Aventurine est également appréciée pour ses vertus calmantes, aidant à la gestion du stress et à l'harmonisation du mental et de l'émotionnel.

Utilisations : L'Aventurine peut être utilisée en bijouterie, offrant un beau design et des vibrations positives à celui qui la porte. En méditation, sa présence peut aider à favoriser un sentiment de tranquillité et de bien-être.

Conseils d'entretien : L'Aventurine peut être nettoyée à l'eau courante, puis séchée avec un chiffon doux. Pour recharger cette pierre, la placer à la lumière du soleil ou de la lune.

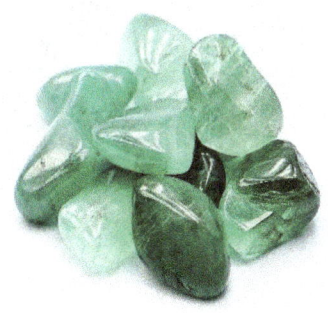

Tourmaline Noire

Histoire : La Tourmaline Noire, aussi connue sous le nom de Schorl, est la forme la plus commune de tourmaline. Les anciens égyptiens croyaient que la tourmaline passait par un arc-en-ciel pour obtenir ses couleurs vives. Bien que la tourmaline se décline en une variété de couleurs, la tourmaline noire est la plus répandue et a été largement utilisée à travers l'histoire pour ses propriétés protectrices.

Propriétés : La Tourmaline Noire est considérée comme une puissante pierre de protection. Elle est souvent utilisée en lithothérapie pour repousser et protéger contre la négativité. Elle peut aider à équilibrer, purifier et transformer l'énergie dense en une plus légère.

Utilisations : En lithothérapie, la Tourmaline Noire est souvent utilisée comme une pierre de protection, à porter sur soi ou à placer dans la maison ou le bureau. Elle peut aider à renforcer l'immunité et le système énergétique, en purifiant et en rééquilibrant l'énergie.

Conseils d'entretien : Pour nettoyer la Tourmaline Noire, l'eau courante est le moyen le plus simple. Vous pouvez également la nettoyer en la laissant tremper dans de l'eau salée pendant quelques heures. Pour recharger la pierre, la lumière de la lune est la meilleure option.

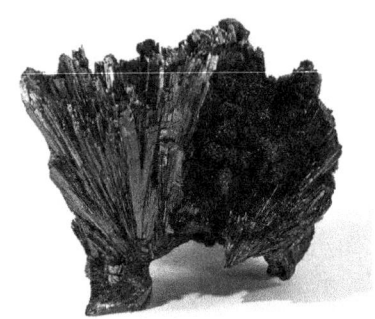

Calcite

Histoire : La Calcite est une pierre qui a été utilisée depuis l'Antiquité. Les Grecs et les Romains l'ont notamment intégrée dans leur architecture et leur sculpture, en raison de sa facilité de taille. Sa variété de couleurs et de formes lui confère une place de choix dans le monde de la minéralogie.

Propriétés : En lithothérapie, la Calcite est réputée pour ses propriétés d'amplification et de nettoyage énergétique. Elle favorise la clarté mentale, la perspicacité et la mémoire. Chaque couleur de Calcite possède en outre des propriétés spécifiques : par exemple, la Calcite orange est associée à la créativité et à la sexualité, tandis que la Calcite verte est liée à la guérison et à l'amour inconditionnel.

Utilisations : La Calcite peut être utilisée pour nettoyer l'aura ou les chakras, en éliminant les énergies stagnantes. Elle peut aussi favoriser le calme intérieur et faciliter les apprentissages, rendant son porteur plus réceptif aux nouvelles idées.

Conseils d'entretien : La Calcite est une pierre relativement douce et doit être manipulée avec précaution. Elle se nettoie sous l'eau courante, mais ne doit pas être trempée dans l'eau salée, qui peut l'abîmer. Pour la recharger, l'exposition à la lumière du soleil ou de la lune est recommandée.

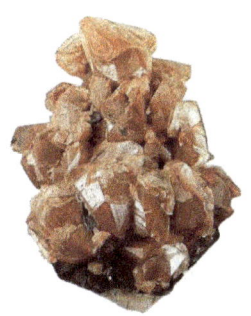

Amazonite

Histoire : L'Amazonite, nommée d'après le fleuve Amazone, a une histoire qui remonte à l'Antiquité. Bien que sa présence n'ait jamais été confirmée près du fleuve, son nom reste.

Propriétés : Connue pour sa couleur apaisante, l'Amazonite est une pierre qui favorise le calme, l'équilibre et la sérénité. En lithothérapie, elle est associée à l'expression de la vérité et à la communication claire. On lui attribue aussi des vertus pour faciliter le lâcher-prise.

Utilisations : L'Amazonite peut être portée en bijou ou placée dans une pièce pour favoriser une atmosphère paisible. Elle est particulièrement utile lors de situations stressantes ou lors de la pratique de la méditation. De plus, certaines personnes l'utilisent lorsqu'elles cherchent à développer leur créativité ou leur expression personnelle.

Conseils d'entretien : Pour entretenir votre Amazonite, nettoyez-la régulièrement sous l'eau courante pour éliminer les énergies négatives qu'elle aurait pu absorber. Pour la recharger, placez-la au clair de lune, car le soleil pourrait altérer sa belle couleur

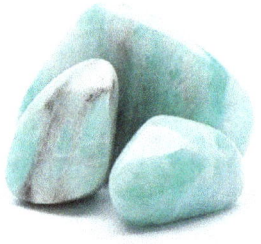

Labradorite

Histoire : La Labradorite tient son nom de la péninsule du Labrador, au Canada, où elle a été découverte au XVIIIe siècle. Elle est appréciée pour ses magnifiques reflets métalliques iridescents, souvent décrits comme un feu d'artifice de couleurs.

Propriétés : La Labradorite est une pierre de transformation et de protection. En lithothérapie, on la considère comme une pierre d'équilibrage qui peut protéger contre les énergies négatives et renforcer les auras. Elle est connue pour faciliter le changement, la créativité et l'intuition, tout en apportant calme et patience.

Utilisations : Porter une Labradorite comme bijou ou la garder près de vous peut aider à traverser les périodes de changement avec force et persévérance. En méditation, elle peut stimuler les capacités psychiques et spirituelles, et renforcer votre connexion à votre moi intérieur et à l'univers.

Conseils d'entretien : Nettoyez la Labradorite avec de l'eau tiède et un savon doux, en évitant les produits chimiques agressifs. Pour recharger cette pierre, la lumière de la lune est idéale. Il est conseillé de ne pas laisser la Labradorite trop longtemps au soleil car cela pourrait ternir ses couleurs éclatantes.

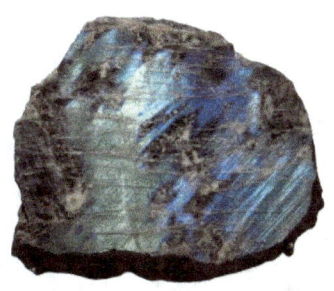

Agate

Histoire : Les agates, parmi les plus anciennes pierres utilisées en lithothérapie, ont une histoire riche. Elles tirent leur nom de la rivière Achates en Sicile, où elles ont été découvertes pour la première fois. Les civilisations anciennes, comme les Grecs et les Égyptiens, utilisaient ces pierres pour protéger contre les dangers et favoriser la force physique et spirituelle.

Propriétés : L'agate est une pierre de stabilisation et de force qui peut aider à équilibrer les énergies yin et yang. On lui attribue des propriétés qui favorisent la confiance en soi, la concentration, la persévérance et la vérité. Elle est également connue pour ses qualités apaisantes, aidant à calmer l'anxiété et à apaiser les tensions.

Utilisations : Porter de l'agate en bijou ou la garder près de vous peut aider à renforcer ces qualités. C'est une excellente pierre à avoir dans les environnements de travail pour favoriser la concentration et la clarté d'esprit. De plus, elle est utilisée en méditation pour aider à apaiser l'esprit.

Conseils d'entretien : L'agate est une pierre dure et résistante, mais elle doit toujours être manipulée avec soin. Pour nettoyer l'agate, l'eau savonneuse est suffisante. Évitez les températures extrêmes et les produits chimiques. Pour recharger l'agate, vous pouvez la placer dans une druse de quartz ou l'exposer à la lune.

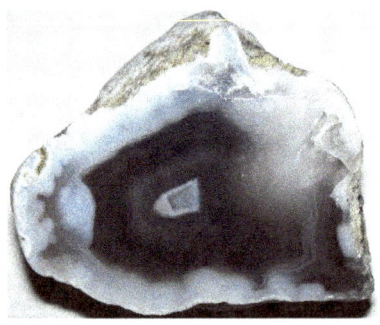

Cornaline

Histoire : La Cornaline est une pierre semi-précieuse dont l'utilisation remonte à plusieurs millénaires. Elle est mentionnée dans pratiquement toutes les civilisations anciennes, de l'Égypte aux civilisations de l'Indus.

Propriétés : Connue comme la pierre de la vitalité et de la motivation, la Cornaline incarne l'énergie du feu. Elle peut stimuler le courage, l'énergie positive et la motivation, tout en aidant à combattre la paresse et l'apathie. Elle stimule la créativité et favoriser des choix de vie positifs.

Utilisations : Porter la Cornaline en pendentif ou bracelet peut aider à profiter de ses bienfaits tout au long de la journée. Elle est également utilisée en méditation pour aider à stimuler la concentration et la clarté d'esprit, et en thérapie pour son influence positive sur le chakra sacré.

Conseils d'entretien : La Cornaline doit être manipulée avec soin pour éviter les rayures et les éclats. Vous pouvez la nettoyer avec de l'eau tiède et du savon doux, puis la sécher avec une serviette douce. Pour recharger sa Cornaline, vous pouvez la laisser à la lumière du soleil ou de la lune.

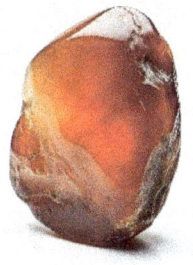

Hématite

Histoire : L'Hématite, connue aussi sous le nom de "pierre de sang" en raison de sa couleur rougeâtre lorsqu'elle est réduite en poudre, est une pierre dont l'histoire est profondément enracinée dans de nombreuses cultures anciennes. Les Égyptiens l'utilisaient pour calmer les troubles du sang et favoriser la formation de sang sain, tandis que les Romains croyaient qu'elle rendait leur armée invincible.

Propriétés : L'Hématite est une pierre d'ancrage et de protection. Elle harmonise le mental, le corps et l'esprit. Avec sa forte énergie yang, elle équilibre les méridiens et dissipe la négativité. Cette pierre est également reconnue pour stimuler la concentration et renforcer la mémoire et les pensées originales.

Utilisations : Porter un bracelet ou un collier en Hématite peut aider à maintenir un équilibre énergétique tout au long de la journée. Elle est également utilisée en méditation pour aider à la concentration et à l'ancrage. Placer une pierre d'Hématite à votre bureau peut aider à améliorer votre concentration et à clarifier vos pensées.

Conseils d'entretien : Pour nettoyer votre Hématite, utilisez de l'eau tiède et du savon doux, puis séchez-la doucement avec une serviette. Attention, l'Hématite est une pierre qui peut rouiller si elle reste dans l'eau trop longtemps. Pour la recharger, exposez-la à la lueur de la pleine lune, ou placez-la sur une géode de quartz ou d'améthyste.

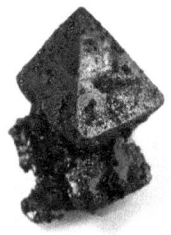

Howlite

Histoire : Découverte au 19ème siècle par le géologue canadien Henry How, la Howlite tire son nom de son inventeur. Sa couleur naturellement blanche, marquée de veines grises, lui a valu le surnom de "Turquoise blanche". C'est une pierre plutôt commune, que l'on trouve principalement en Amérique du Nord.

Propriétés : La Howlite est une pierre apaisante qui favorise la patience et l'ouverture d'esprit. Elle aide à calmer les émotions tumultueuses et les pensées excessives, favorisant ainsi un sommeil paisible. Elle est également connue pour ses capacités à encourager l'expression de soi et la créativité.

Utilisations : Porter un bijou en Howlite ou avoir une pierre de Howlite dans sa chambre peut favoriser un sommeil plus réparateur et limiter les insomnies. En méditation, la Howlite peut aider à apaiser l'esprit et faciliter le lâcher-prise. Elle peut également être portée en bijou pour profiter de ses vertus apaisantes tout au long de la journée.

Conseils d'entretien : La Howlite se nettoie avec de l'eau tiède savonneuse, rincée soigneusement. Pour la recharger, privilégiez l'exposition à la lumière lunaire, loin des sources de chaleur qui pourraient l'altérer. Vous pouvez également la placer sur un amas de quartz ou d'améthyste.

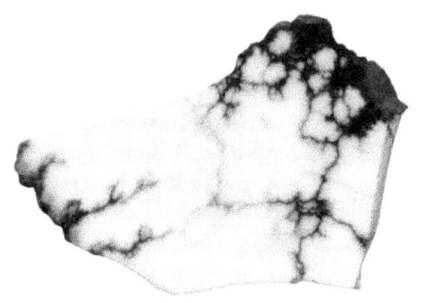

Grenat

Histoire : Le Grenat, dont le nom dérive du latin "granatum", signifiant "graine", en raison de sa ressemblance avec les graines de grenade, est une pierre précieuse utilisée depuis l'Antiquité.

Propriétés : Le Grenat est connu comme une pierre d'énergie, de passion et de détermination. Il renforce la confiance en soi, la motivation et la vitalité. Il est également apprécié pour ses vertus protectrices, notamment contre le malheur et les énergies négatives.

Utilisations : Porter un bijou en Grenat ou avoir cette pierre près de vous lors de tâches nécessitant de la concentration peut vous aider à rester motivé et concentré. En méditation, le Grenat peut aider à renforcer l'énergie et la détermination. Il est aussi couramment utilisé pour stimuler la passion et le désir.

Conseils d'entretien : Le Grenat peut être nettoyé avec de l'eau tiède et du savon doux. Évitez les chocs thermiques pour préserver sa couleur. Pour le recharger, exposez-le à la lumière naturelle, de préférence solaire.

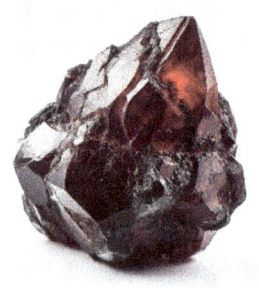

Jaspe Rouge

Histoire : Le Jaspe Rouge, également connu sous le nom de "protecteur suprême", est une pierre précieuse qui joue un rôle important dans l'histoire de l'humanité depuis l'Antiquité. Ses motifs colorés uniques et ses propriétés protectrices l'ont rendu populaire parmi les rois, les guerriers et les sages de diverses cultures.

Propriétés : Réputée pour être une pierre d'endurance physique et d'énergie, le Jaspe Rouge est censé apporter force, courage et détermination à ceux qui le portent. En lithothérapie, on lui attribue des vertus de stimulation du chakra racine, renforçant ainsi la stabilité et la résilience.

Utilisations : Porter du Jaspe Rouge ou l'avoir près de vous peut vous aider à gérer le stress et à maintenir votre énergie lors de longues journées. Il est également recommandé pour l'enracinement lors de la méditation. Vous pouvez également le placer dans votre espace de vie pour favoriser un environnement dynamique et sécurisant.

Conseils d'entretien : Nettoyez le Jaspe Rouge avec de l'eau tiède et du savon doux, en veillant à bien le rincer pour éliminer tout résidu de savon. Évitez les chocs thermiques et les produits chimiques agressifs. Pour recharger cette pierre, exposez-la à la lumière naturelle, mais évitez une exposition prolongée au soleil qui pourrait en ternir la couleur.

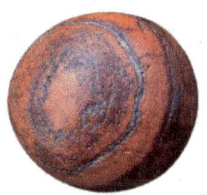

Sélénite

Histoire : La Sélénite, nommée d'après la déesse grecque de la lune Séléné, est une pierre qui a fasciné les civilisations à travers les âges. Avec son éclat lunaire et sa transparence onirique, cette variété de gypse a été utilisée dans les rituels spirituels, comme talisman et pour la décoration.

Propriétés : Dans la lithothérapie, la Sélénite est reconnue pour sa capacité à favoriser la clarté d'esprit, l'ouverture du chakra de la couronne et la connexion aux royaumes spirituels. Elle est souvent utilisée pour la méditation et l'éveil de l'intuition. Elle a une énergie apaisante qui peut aider à calmer l'esprit et à éclaircir les blocages énergétiques.

Utilisations : Vous pouvez utiliser la Sélénite pour méditer, en la tenant dans vos mains ou en la plaçant sur votre front pour stimuler le troisième œil. Elle est également excellente pour purifier et recharger d'autres pierres, en les plaçant simplement sur la Sélénite.

Conseils d'entretien : La Sélénite est une pierre délicate qui peut se dissoudre dans l'eau, donc il est préférable de la nettoyer avec un chiffon sec. Évitez de l'exposer à la chaleur ou à la lumière du soleil pour longtemps car cela pourrait la décolorer. Pour recharger la Sélénite, laissez-la à la clarté de la lune.

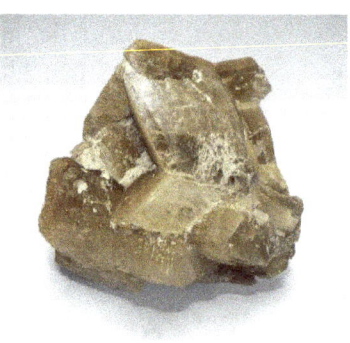

Rhodonite

Histoire : La Rhodonite, également connue sous le nom de "pierre de grâce", tire son nom du mot grec "rhodon", qui signifie "rose". Utilisée depuis des siècles dans diverses cultures, cette pierre rose tachetée de noir a été notamment appréciée par les Russes.

Propriétés : La Rhodonite est considérée comme une pierre d'amour et de guérison, associée au chakra du cœur. Elle est réputée pour sa capacité à stimuler l'amour-propre et à favoriser le pardon. Elle aide également à équilibrer les émotions et à apaiser l'anxiété.

Utilisations : La Rhodonite peut être portée comme bijou ou placée sur le chakra du cœur lors de méditations pour favoriser l'équilibre émotionnel et le pardon. Elle peut également être placée dans des espaces où vous souhaitez encourager la compassion et la compréhension.

Conseils d'entretien : La Rhodonite doit être nettoyée régulièrement pour enlever les énergies négatives qu'elle a absorbées. Vous pouvez la nettoyer en la plaçant dans un bol d'eau salée pendant la nuit, puis la rincer à l'eau claire. Pour la recharger, placez-la dans la lumière de la lune.

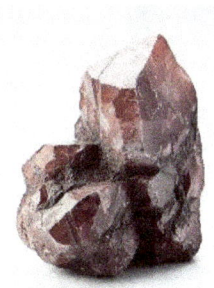

Fluorite

Histoire : La Fluorite, aussi appelée fluorine, tire son nom du latin "fluere", signifiant "couler". Elle a été nommée ainsi en raison de sa faible température de fusion. Dans l'histoire, elle a été utilisée dans la fabrication du verre et de l'émail, et était également connue pour sa capacité à réduire les illusions et à favoriser l'objectivité.

Propriétés : La Fluorite est une pierre de protection et de stabilité, connue pour son habileté à absorber et neutraliser l'énergie négative. En lithothérapie, elle est associée à l'amélioration de la concentration mentale, l'accroissement de la confiance en soi et l'équilibre des énergies.

Utilisations : Vous pouvez porter la fluorite en bijou pour bénéficier de ses effets tout au long de la journée ou la placer sur votre bureau pour stimuler la concentration. En méditation, positionnez la fluorite sur le chakra du troisième œil pour augmenter votre clarté mentale et votre capacité de décision.

Conseils d'entretien : La Fluorite est une pierre délicate et doit être manipulée avec soin pour éviter les rayures. Pour la nettoyer, il est préférable de la passer sous l'eau courante et de la sécher doucement. Pour la recharger, la lumière de la lune est recommandée, car une exposition prolongée au soleil peut faire pâlir sa couleur.

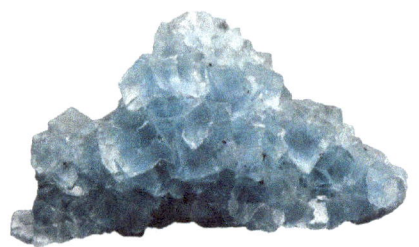

Pyrite

Histoire : La Pyrite, parfois appelée "l'or des fous" en raison de sa ressemblance avec le précieux métal, a une histoire riche. Son nom vient du mot grec "pyr", qui signifie "feu", parce qu'elle peut produire des étincelles lorsqu'elle est frappée avec du métal. Elle a été utilisée tout au long de l'histoire pour ses propriétés de conduction, en radio pour exemple.

Propriétés : En lithothérapie, la Pyrite est une pierre de protection, reconnue pour renforcer l'énergie et stimuler le flux d'idées. Elle est associée à la volonté, l'audace et l'abondance. On lui attribue également la capacité d'améliorer la confiance en soi et la persévérance.

Utilisations : Portez de la Pyrite sur vous pour encourager l'énergie positive et l'optimisme. Placez-la dans votre espace de travail pour stimuler la créativité et la clarté d'esprit. En méditation, elle peut être utilisée pour ancrer et aligner les chakras.

Conseils d'entretien : La Pyrite doit être manipulée avec soin car elle peut s'oxyder si elle est exposée à l'humidité. Pour la nettoyer, utilisez un chiffon doux et sec. Pour recharger son énergie, exposez-la à la lumière du soleil pendant de courtes périodes ou placez-la sur un amas de Quartz.

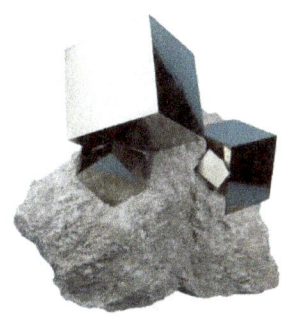

Larimar

Histoire : Le Larimar, également connu sous le nom de "Pierre de l'Atlantide" ou "Pierre de la Mer des Caraïbes", est un pectolite bleu, une rareté dans le monde minéral. Découverte dans les années 1970 en République dominicaine, sa beauté évoque les eaux cristallines des Caraïbes.

Propriétés : En lithothérapie, le Larimar est réputé pour sa capacité à apaiser et à équilibrer les émotions. Associé au chakra de la gorge, il encourage l'expression de soi et la communication. Il favorise la sérénité, la patience et peut aider à combattre les sentiments de stress et d'anxiété.

Utilisations : Portez le Larimar pour favoriser une attitude calme et équilibrée tout au long de la journée. En méditation, utilisez-le pour ouvrir et équilibrer le chakra de la gorge, facilitant ainsi l'expression de vos sentiments.

Conseils d'entretien : Évitez d'exposer le Larimar à la chaleur ou à l'acide, qui peuvent altérer sa couleur. Pour le nettoyer, utilisez simplement de l'eau tiède et un chiffon doux. Pour recharger son énergie, placez-le dans une pièce bien éclairée ou à la lumière lunaire.

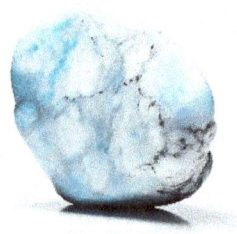

Chrysocolle

Histoire : La Chrysocolle est une pierre précieuse connue depuis l'Antiquité et largement utilisée par les civilisations de l'Égypte ancienne et de la Grèce antique. Elle est souvent associée à l'amour de la sagesse et au pouvoir d'expression. Son nom vient des mots grecs "chrysos", signifiant "or", et "kolla", signifiant "colle", car elle était utilisée pour souder l'or.

Propriétés : La Chrysocolle est une pierre de communication. Elle est censée favoriser la clarté de la pensée et de l'expression, l'ouverture à l'inspiration et la créativité. Liée au chakra de la gorge et au chakra du cœur, la Chrysocolle peut faciliter la compassion et la force émotionnelle.

Utilisations : Portez une Chrysocolle pour encourager des conversations paisibles et véridiques. Elle est également utile en méditation pour augmenter votre capacité à vous connecter avec votre voix intérieure et à recevoir des guidances intuitives.

Conseils d'entretien : La Chrysocolle est une pierre relativement douce, donc évitez les produits chimiques, la chaleur et les rayures. Pour la nettoyer, utilisez de l'eau tiède et un chiffon doux. Rechargez-la à la lumière de la lune, évitant la lumière du soleil directe qui peut la décolorer.

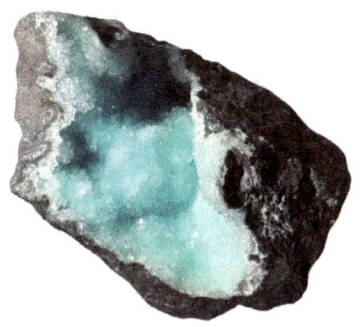

Cristal de Roche

Histoire : Le Cristal de Roche, aussi connu sous le nom de Quartz clair, a été utilisé à travers les âges pour une multitude d'applications. Dans l'Antiquité, les Romains le croyaient être une forme de glace permanente envoyée par les dieux. Au Moyen Âge, les balles de cristal étaient utilisées pour la divination.

Propriétés : Le Cristal de Roche est connu pour sa capacité à amplifier l'énergie et la pensée. Il est censé harmoniser tous les chakras, augmenter les capacités psychiques et spirituelles et clarifier la pensée. C'est une pierre puissante pour la programmation des intentions et la manifestation.

Utilisations : Portez un Cristal de Roche pour stimuler votre clarté mentale et votre concentration. Il peut aussi être utilisé dans la méditation pour amplifier votre intention et aider à la manifestation. Il est souvent utilisé dans les grilles de cristal pour amplifier l'énergie des autres pierres.

Conseils d'entretien : Le Cristal de Roche est assez résistant, mais évitez de l'exposer à des produits chimiques agressifs ou à la chaleur. Pour le nettoyer, utilisez de l'eau tiède et un chiffon doux. Vous pouvez le recharger à la lumière du soleil ou de la lune.

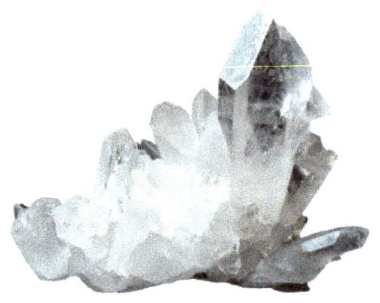

Charoïte

Histoire : Découverte dans les années 1940 en Sibérie, la Charoïte tire son nom de la rivière Chara en Russie, où elle a été trouvée pour la première fois. Elle est connue pour ses magnifiques teintes de violet, de lilas et de lavande.

Propriétés : La Charoïte est une pierre de transformation, souvent utilisée pour surmonter les peurs et résister au changement. Elle facilite la libération des émotions négatives et la rupture des vieux schémas de pensée.

Utilisations : Porter ou tenir une Charoïte peut aider à soulager le stress et l'anxiété, apportant un sentiment de paix et de calme. En méditation, elle peut aider à ouvrir le troisième œil et améliorer les intuitions.

Conseils d'entretien : La Charoïte est une pierre délicate qui peut être facilement rayée. Évitez de la laisser tomber et ne l'exposez pas à des produits chimiques. Pour la nettoyer, utilisez de l'eau tiède et un chiffon doux. La Charoïte peut être rechargée sous la lumière lunaire douce.

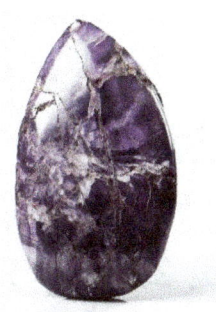

Quartz Fumé

Histoire : Le Quartz Fumé est apprécié depuis des siècles pour sa couleur brune fumée distinctive. Les anciennes cultures croyaient que cette pierre était teintée par la fumée des âmes qui montaient au ciel. On trouve le Quartz Fumé partout dans le monde, mais ses principaux gisements se situent en Suisse, au Brésil, en Australie et en Ecosse.

Propriétés : Cette pierre est un puissant ancrage et stabilisateur d'énergie. Elle est connue pour ses capacités à équilibrer et purifier l'énergie, à apaiser les émotions et à aider à surmonter le stress et la dépression. Elle est également réputée pour sa capacité à éloigner les énergies négatives et à favoriser une pensée positive et pragmatique.

Utilisations : Portez du Quartz Fumé pour promouvoir la relaxation et l'élimination du stress. Il peut être utilisé dans la méditation pour favoriser le centrage et l'ancrage. Sa présence dans votre espace de vie peut contribuer à créer une atmosphère de sérénité.

Conseils d'entretien : Le Quartz Fumé est une pierre assez résistante. Pour le nettoyer, utilisez simplement de l'eau tiède et un chiffon doux. Évitez l'exposition à la chaleur et aux produits chimiques. Pour recharger sa pierre, une exposition à la lumière du soleil ou de la lune est idéale.

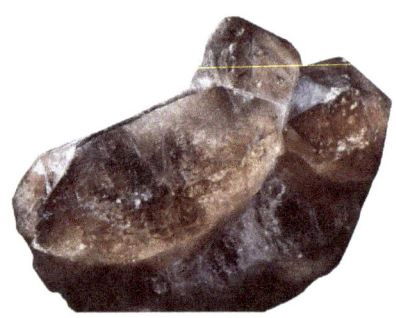

Turquoise

Histoire : La Turquoise est une des plus anciennes pierres précieuses connues de l'homme. Les anciens Égyptiens, les Perses, les Mayas, les Aztecs et les peuples autochtones d'Amérique du Nord la valorisaient pour sa beauté et ses pouvoirs métaphysiques. Son nom, qui signifie "pierre turque" en français, est lié à sa route commerciale de la Perse à l'Europe à travers la Turquie.

Propriétés : La Turquoise est réputée pour ses puissantes propriétés de guérison. Elle est connue pour favoriser le bien-être émotionnel, aider à la communication et à l'expression de soi, et favoriser la protection spirituelle. On dit aussi que la Turquoise aide à apporter de la clarté et de l'équilibre à l'esprit.

Utilisations : Portez de la Turquoise pour améliorer la communication et favoriser l'harmonie dans les relations. Elle peut également être utilisée en méditation pour améliorer l'intuition et la connexion à l'énergie universelle. Placer une pierre de Turquoise dans votre maison ou votre espace de travail peut contribuer à créer une atmosphère de paix et de tranquillité.

Conseils d'entretien : La Turquoise est une pierre délicate qui doit être manipulée avec soin. Évitez les produits chimiques, la chaleur et l'exposition prolongée au soleil. Pour la nettoyer, utilisez simplement un chiffon doux. La Turquoise se recharge au clair de lune ou sur un amas de Quartz.

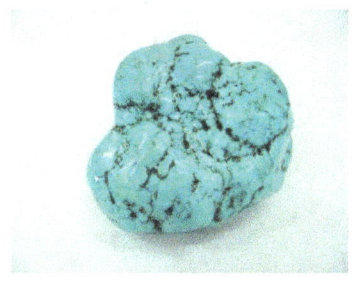

Onyx

Histoire : L'Onyx est une pierre qui remonte à l'antiquité. Elle a été mentionnée dans de nombreux textes anciens, y compris la Bible, pour sa force et sa présence.

Propriétés : L'Onyx est connu pour sa capacité à fournir force et soutien en période de stress physique ou mental important. Elle est réputée pour aider à alléger les peurs et les inquiétudes, et à promouvoir l'endurance et la vigueur. L'Onyx est également réputée pour favoriser la sagesse.

Utilisations : Porter de l'Onyx peut vous aider à vous sentir enraciné et stable, surtout lors de périodes de stress ou de bouleversement. L'Onyx peut également être utilisé lors de la méditation pour aider à développer votre intuition et à vous connecter à des niveaux plus profonds de conscience.

Conseils d'entretien : L'Onyx est une pierre assez résistante, mais elle peut être endommagée par les produits chimiques et les nettoyants agressifs. Nettoyez l'Onyx avec un chiffon doux et de l'eau tiède. Pour recharger l'Onyx, placez-la dans un lieu calme, à la lumière de la lune.

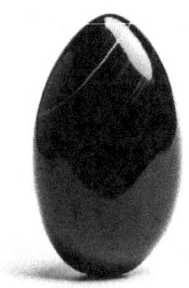

Pierre de Lune

Histoire : La Pierre de Lune tient son nom de ses reflets argentés qui évoquent la lueur douce de la lune. Elle a une longue histoire dans l'art de la joaillerie, remontant à l'Antiquité romaine, où on pensait qu'elle était solidifiée par les rayons de la lune. En Inde, elle est considérée comme sacrée et est traditionnellement offerte en cadeau de mariage.

Propriétés : La Pierre de Lune est connue pour favoriser l'intuition, l'inspiration et la réussite en amour et en affaires. Elle est liée à l'équilibre émotionnel et peut aider à apaiser les réactions excessives et à encourager la réflexion calme en cas de stress émotionnel.

Utilisations : Porter une Pierre de Lune ou la placer dans votre espace de vie ou de travail peut aider à renforcer votre intuition et à développer une meilleure compréhension de vos émotions. Elle peut également être utilisée en méditation pour aider à entrer en contact avec le moi supérieur.

Conseils d'entretien : La Pierre de Lune est relativement délicate, il est donc préférable de l'éviter tout contact avec des produits chimiques et de ne pas la laisser dans l'eau pendant de longues périodes. Pour la nettoyer, utilisez simplement un chiffon doux. Pour recharger son énergie, placez-la sous la lumière de la lune.

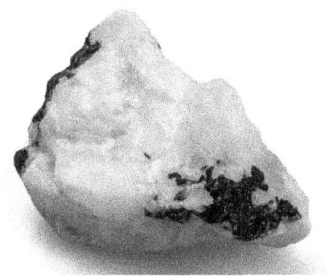

Quartz Rutile

Histoire : Le Quartz Rutile, souvent appelé cheveux d'ange en raison des fines aiguilles de rutile qu'il contient, a une histoire fascinante. Les Romains croyaient que ces aiguilles d'or étaient les cheveux de Vénus, la déesse de l'amour. Au Moyen Âge, on croyait qu'il pouvait repousser les mauvais esprits et apporter protection.

Propriétés : Cette pierre est célèbre pour sa capacité à aider à la clarté mentale, à la découverte de soi et à l'illumination spirituelle. Elle est également considérée comme une puissante pierre de protection, capable de repousser les énergies négatives.

Utilisations : Le Quartz Rutile est souvent utilisé en méditation pour faciliter le contact avec les guides spirituels et pour aider à la révélation de vérités cachées. Vous pouvez également le porter comme un talisman pour vous protéger contre les énergies négatives.

Conseils d'entretien : Comme la plupart des quartz, le Quartz Rutile est assez robuste. Pour le nettoyer, vous pouvez le rincer à l'eau tiède et le sécher avec un chiffon doux. Pour recharger son énergie, placez-le à la lumière du soleil ou de la lune.

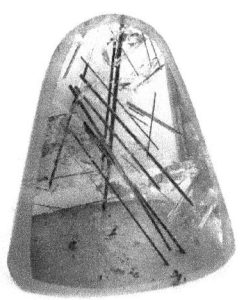

Pierre de Soleil

Histoire : La Pierre de Soleil, aussi appelée Héliolite, est un clin d'oeil brillant à notre étoile nourricière. Les Vikings la considéraient comme un puissant talisman, offrant la lumière du soleil en toute saison et favorisant la navigation.

Propriétés : On dit que cette pierre stimule la joie de vivre, l'optimisme et la confiance en soi. Elle est également censée favoriser l'autonomie et l'indépendance, en aidant à combattre la peur et les inquiétudes, en renforcant l'estime de soi et le charisme personnel.

Utilisations : Utilisez la Pierre de Soleil comme un outil de méditation pour encourager la positivité et la confiance en soi, ou portez-la en bijou pour profiter de ses effets tout au long de la journée.

Conseils d'entretien : La Pierre de Soleil est sensible aux chocs et aux rayures. Pour la nettoyer, utilisez un chiffon doux et de l'eau tiède savonneuse. Évitez l'exposition prolongée à la chaleur et à la lumière du soleil qui pourraient la décolorer. Pour la recharger, privilégiez le rayonnement doux de la lune.

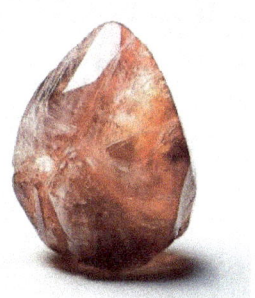

Angélite

Histoire : L'Angélite, aussi connue sous le nom d'Anhydrite, est une pierre de sérénité qui porte en elle une aura presque céleste. Elle a été découverte au Pérou dans les années 1980 et depuis lors, elle est reconnue pour ses propriétés apaisantes et pour son lien présumé avec le royaume angélique.

Propriétés : L'Angélite est considérée comme une pierre de communication et de conscience. Elle est censée favoriser le calme, la paix intérieure et la sérénité. Elle est souvent utilisée pour faciliter la communication non seulement avec les autres, mais aussi avec les anges et les guides spirituels.

Utilisations : Porter l'Angélite sous forme de bijou ou la placer sur votre table de nuit peut favoriser un sommeil paisible. En méditation, elle est souvent utilisée pour faciliter la communication avec le royaume spirituel. Dans une pièce, elle peut aider à apporter un sentiment de paix et de tranquillité.

Conseils d'entretien : L'Angélite est une pierre délicate qui doit être manipulée avec soin pour éviter les rayures et les ébréchures. Pour la nettoyer, utilisez un chiffon doux et évitez l'immersion dans l'eau car elle est soluble. Rechargez-la à la lumière de la lune pour préserver sa couleur et sa puissance énergétique.

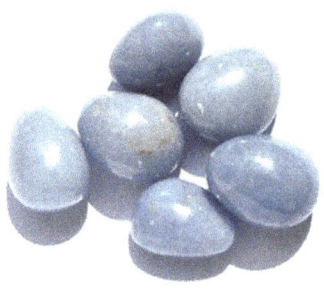

Lépidolite

Histoire : La Lépidolite est un minéral de la famille des micas, dont le nom provient du grec "lepido", signifiant "écaille", en raison de sa structure unique. Elle fut découverte au 18ème siècle et est connue pour sa riche couleur violette qui varie en fonction de sa teneur en lithium, un élément utilisé dans la production de verre et de céramique.

Propriétés : La Lépidolite est reconnue pour être une pierre de transition, aidant à soulager le stress et à apporter l'équilibre émotionnel. Elle est souvent utilisée pour la gestion de l'anxiété et du stress, et peut aider à favoriser le sentiment de paix et de tranquillité.

Utilisations : En lithothérapie, la Lépidolite est souvent utilisée pour aider à soulager le stress et l'anxiété. Vous pouvez la tenir dans votre main pendant la méditation, la placer près de votre lit pour favoriser un sommeil paisible, ou la porter comme bijou pour profiter de ses effets tout au long de la journée.

Conseils d'entretien : La Lépidolite est une pierre assez douce, il est donc préférable de l'éviter de la nettoyer avec des produits chimiques agressifs. L'eau tiède savonneuse et une brosse à dents douce seront suffisantes pour enlever la saleté. Pour recharger ses énergies, exposez-la à la lumière de la lune ou placez-la près d'autres cristaux de quartz.

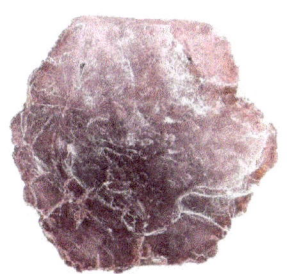

Serpentine

Histoire : La Serpentine, avec ses teintes variées de vert et ses motifs rappelant les écailles d'un serpent, tire son nom du mot latin "serpentinus", signifiant "serpent de pierre". C'est une pierre couramment trouvée dans les régions d'altération des péridotites et des pyroxénites, des roches riches en silicate de fer et de magnésium.

Propriétés : Pierre de guérison et de protection, la Serpentine est souvent utilisée pour équilibrer les émotions et trouver la paix intérieure. Elle est connue pour éveiller le Kundalini, ou "énergie du serpent", qui se situe à la base de la colonne vertébrale, favorisant ainsi l'éveil spirituel.

Utilisations : En lithothérapie, la Serpentine est souvent utilisée pour faciliter la méditation et stimuler l'énergie Kundalini. Elle peut être portée comme bijou ou placée dans la maison pour créer une atmosphère apaisante.

Conseils d'entretien : La Serpentine peut être nettoyée avec de l'eau tiède et un savon doux. Évitez les nettoyants abrasifs, qui pourraient rayer la pierre. Pour la recharger, laissez-la à la lumière naturelle du jour.

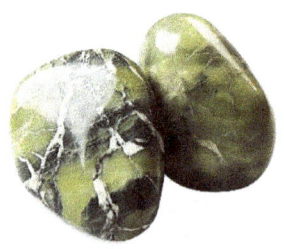

Azurite

Histoire : L'azurite est une pierre précieuse qui a été particulièrement appréciée par les anciennes civilisations pour sa profonde couleur bleue. Son nom vient de l'arabe "lazaward" qui signifie "bleu". Utilisée depuis l'Antiquité pour la confection de bijoux et de pigments, l'azurite a également été exploitée pour ses propriétés symboliques et spirituelles.

Propriétés : En lithothérapie, l'azurite est réputée pour sa capacité à stimuler l'intuition et à favoriser l'éveil spirituel. Cette pierre serait particulièrement utile pour clarifier la confusion, élargir l'esprit et libérer les blocages émotionnels. On lui attribue également le pouvoir d'aider à surmonter les peurs et les phobies.

Utilisations : L'azurite est souvent utilisée lors de la méditation ou du travail spirituel pour favoriser l'intuition et la clairvoyance. Elle peut être portée comme bijou, notamment en pendentif pour être au plus près du chakra de la gorge, ou placée dans un lieu de vie pour y apporter calme et sérénité.

Conseils d'entretien : L'azurite est une pierre délicate qui peut se décolorer au soleil ou si elle est immergée dans l'eau. Pour la nettoyer, essuyez-la délicatement avec un chiffon doux. Pour recharger son énergie, préférez la lumière lunaire à la lumière solaire directe.

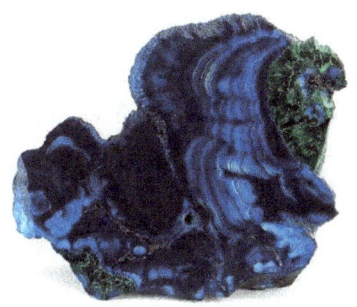

Apophyllite

Histoire : Découverte pour la première fois en Inde, l'apophyllite est une pierre précieuse qui se démarque par sa transparence et son éclat éblouissant. Elle tient son nom du grec "apo" qui signifie "éloigner" et "phyllon" qui signifie "feuille", en référence à sa tendance à s'écailler lorsqu'elle est exposée à une chaleur intense.

Propriétés : En lithothérapie, l'apophyllite est reconnue pour ses vertus de relaxation et de libération des tensions. Elle est associée à la clarté mentale, aidant à réduire le stress, l'anxiété et les inquiétudes. Sa présence favoriserait un sentiment de bien-être général et pourrait aider à établir une connexion plus profonde avec le soi intérieur.

Utilisations : L'apophyllite est fréquemment utilisée lors de la méditation ou du travail spirituel, elle facilite la communication avec le monde spirituel et stimule l'intuition. Elle est souvent placée dans les espaces de vie pour apporter une atmosphère apaisante. Comme bijou, elle se porte souvent en pendentif.

Conseils d'entretien : L'apophyllite est une pierre assez délicate qui nécessite un soin particulier. Évitez de l'exposer à des températures élevées ou de la plonger dans l'eau. Pour la nettoyer, utilisez simplement un chiffon doux et sec. Pour recharger son énergie, préférez l'exposer à la lueur de la lune plutôt qu'à la lumière directe du soleil.

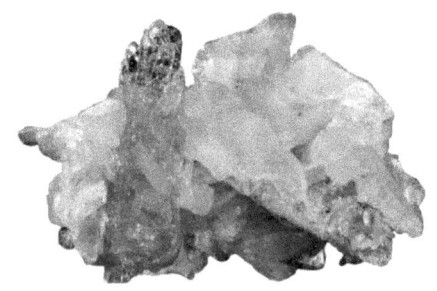

Aigue-Marine

Histoire : L'aigue-marine, du latin "aqua marina" signifiant "eau de mer", est une pierre précieuse connue pour sa splendide teinte bleue à bleu-vert qui rappelle les eaux océaniques.

Propriétés : En lithothérapie, l'aigue-marine est associée à la tranquillité, la clarté et la compassion. Elle est réputée pour son énergie apaisante, aidant à calmer l'esprit, à diminuer le stress et à augmenter la sensibilité.

Utilisations : L'aigue-marine peut être portée comme bijou pour bénéficier de ses effets tout au long de la journée. Elle est aussi couramment utilisée lors de la méditation pour favoriser la clarté mentale et la sérénité. Il est également courant de la placer dans un espace de vie pour apporter une atmosphère paisible et harmonieuse.

Conseils d'entretien : L'aigue-marine est une pierre relativement résistante, mais il est préférable de l'éviter les chocs violents pour préserver sa beauté. Pour la nettoyer, utilisez de l'eau tiède savonneuse et une brosse à dents douce. Pour recharger son énergie, exposez-la à la lumière lunaire plutôt qu'au soleil direct.

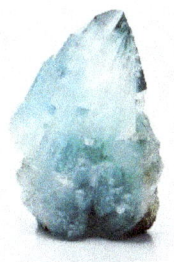

Kyanite

Histoire : La kyanite, également connue sous le nom de disthène, est une pierre précieuse remarquable, appréciée pour ses éclats bleu vif. Son nom vient du grec "kuanos" ou "kyanos" signifiant "bleu profond". Utilisée depuis des siècles comme outil de guidage spirituel et de protection, elle était souvent portée par les voyageurs comme un talisman pour se protéger des dangers.

Propriétés : La kyanite est une pierre de tranquillité et de clarté. Elle est connue pour sa capacité à rétablir l'équilibre énergétique et à favoriser un état d'esprit calme et serein. Elle est particulièrement utile pour ceux qui cherchent à renforcer leur intuition, à améliorer la communication et à promouvoir l'honnêteté en soi et envers les autres.

Utilisations : La kyanite peut être portée comme bijou pour encourager la communication ouverte et l'expression de soi. Certains peuvent la placer dans leur espace de vie pour aider à dissiper les énergies négatives et encourager un flux d'énergie positive.

Conseils d'entretien : La kyanite est une pierre assez fragile, il est donc recommandé de la manipuler avec soin pour éviter les égratignures et les chocs. Pour la nettoyer, utilisez de l'eau tiède et un chiffon doux. En ce qui concerne le rechargement de sa puissance, exposer la kyanite à la lumière du jour ou de la lune peut aider à revitaliser son énergie.

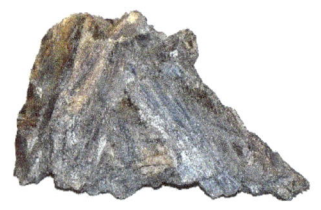

Moldavite

Histoire : La moldavite est une forme de tectite, et est considérée comme le produit d'un impact de météorite sur la Terre. C'est une pierre précieuse d'origine extraterrestre qui a vu le jour il y a environ 15 millions d'années en Allemagne. Son nom vient de la région de la Moldavie en République tchèque, où elle a été découverte pour la première fois.

Propriétés : La moldavite est souvent appelée la "pierre de transformation" en raison de son potentiel à accélérer le développement spirituel de ceux qui la portent. Elle est censée avoir une énergie vibratoire très élevée, qui peut aider à activer et à équilibrer les chakras, en particulier le chakra du cœur.

Utilisations : La moldavite peut être utilisée pour la méditation, le travail énergétique ou simplement portée comme bijou. En méditation, elle peut aider à approfondir l'état de conscience et à stimuler l'intuition. Beaucoup de gens la portent comme un talisman pour accélérer leur transformation personnelle et spirituelle.

Conseils d'entretien : En raison de sa rareté et de sa composition unique, la moldavite doit être manipulée avec soin. Elle se nettoie facilement avec de l'eau tiède et un savon doux, puis séchez doucement. Pour recharger sa puissance, l'exposition à la lumière solaire ou lunaire est souvent recommandée.

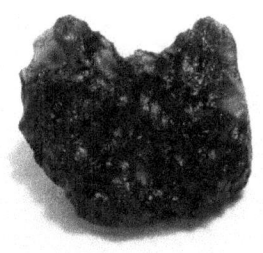

Dioptase

Histoire : La dioptase est une gemme d'une magnifique couleur vert émeraude, découverte pour la première fois au Kazakhstan dans le 18ème siècle. Son nom vient du grec "dia" signifiant "à travers" et "optomai" signifiant "voir", en référence à sa structure cristalline distinctive.

Propriétés : Connue comme la pierre du pardon et de la guérison émotionnelle, la dioptase est associée au chakra du cœur. Elle favorise la compassion, la générosité et encourage à pardonner pour libérer le cœur des charges émotionnelles.

Utilisations : La dioptase peut être utilisée lors de méditations axées sur la guérison émotionnelle et le pardon. Elle est aussi fréquemment portée en bijou pour bénéficier en permanence de ses vibrations apaisantes.

Conseils d'entretien : La dioptase est une pierre relativement délicate qui peut être endommagée par l'eau et la chaleur. Il est préférable de la nettoyer en la brossant doucement avec un chiffon sec. Pour la recharger, préférez la lumière lunaire douce.

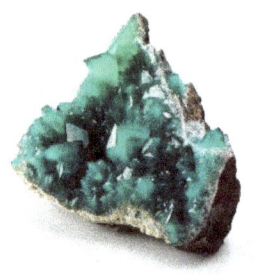

Perle

Histoire : Les perles sont de véritables cadeaux de la mer, créées par des mollusques lorsque des irritants s'introduisent à l'intérieur de leur coquille. Elles sont appréciées depuis des millénaires pour leur beauté pure et leur lustre soyeux. Elles ont été associées à la richesse et au statut, souvent portées par la royauté et l'aristocratie.

Propriétés : Symbole de pureté et d'innocence, la perle est souvent liée au chakra de la couronne, favorisant la clarté mentale et l'équilibre émotionnel. Elle est réputée pour ses propriétés apaisantes, qui aident à réduire le stress et l'anxiété, et pour encourager la sincérité, la loyauté et la vérité.

Utilisations : Les perles sont couramment utilisées en bijouterie et sont particulièrement appréciées pour leur élégance intemporelle. Elles peuvent aussi être utilisées lors de pratiques méditatives pour favoriser l'équilibre émotionnel et la paix intérieure.

Conseils d'entretien : Les perles requièrent un soin particulier pour maintenir leur lustre. Évitez de les exposer à des produits chimiques ou à de l'eau salée. Nettoyez-les avec un chiffon doux et sec, et rangez-les à l'écart des autres bijoux pour éviter les éraflures. Pour recharger leurs énergies, exposez-les à la lumière de la lune.

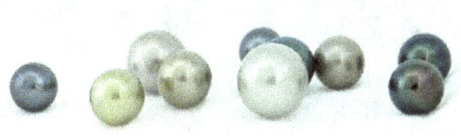

Shungite

Histoire : La Shungite est une pierre noire très rare, principalement trouvée dans la région de Carélie en Russie. Elle doit son nom à la ville de Shunga où elle a été découverte pour la première fois. Elle est reconnue pour sa structure unique, composée presque entièrement de carbone sous forme de fullerènes, une découverte qui a remporté le prix Nobel de chimie en 1996.

Propriétés : La Shungite est considérée comme une pierre de protection puissante, elle est censée neutraliser les énergies négatives, le stress et les radiations électromagnétiques. Elle est également associée au chakra racine, renforçant ainsi notre connexion à la terre et notre ancrage.

Utilisations : On la trouve fréquemment sous forme de bijoux, de pierres roulées ou de pyramides. Elle est utilisée pour purifier l'eau, protéger des ondes électromagnétiques ou simplement pour bénéficier de ses propriétés énergétiques lorsqu'elle est placée dans un espace de vie ou de travail.

Conseils d'entretien : La Shungite est une pierre relativement solide. Vous pouvez la nettoyer à l'eau courante, mais évitez de l'exposer au soleil de manière prolongée car cela pourrait en atténuer l'éclat. Pour recharger son énergie, placez-la sur une géode de quartz ou d'améthyste.

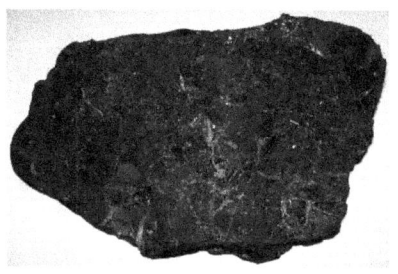

Rhodochrosite

Histoire : La Rhodochrosite est une pierre semi-précieuse souvent trouvée dans les mines d'argent. Originaire d'Argentine, elle est également appelée "Inca Rose" car on dit qu'elle est formée à partir du sang des rois et reines incas qui sont morts.

Propriétés : Elle est largement appréciée pour son énergie douce et aimante. Connue comme la pierre de l'amour inconditionnel et de la compassion, la Rhodochrosite encourage un sentiment de contentement et d'acceptation de soi, tout en aidant à guérir les blessures émotionnelles. Elle est reliée au chakra du cœur.

Utilisations : Elle peut être portée ou placée dans un environnement pour favoriser une atmosphère aimante et positive. Elle est également utilisée pour aider à apaiser l'anxiété et le stress.

Conseils d'entretien : La Rhodochrosite est une pierre tendre et doit être manipulée avec soin. L'eau courante peut être utilisée pour la nettoyer, mais elle doit être séchée immédiatement pour éviter l'érosion. Pour la recharger, vous pouvez la placer sur un amas de quartz ou d'améthyste, loin de la lumière directe du soleil.

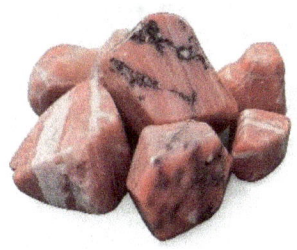

Opale

Histoire : L'opale, une pierre précieuse fascinante, est connue pour son jeu de couleurs spectaculaire. Son nom vient du grec "Opallios", signifiant "changement de couleur". Utilisée et appréciée depuis l'Antiquité, l'opale était considérée comme un symbole de la fidélité et de l'assurance, et elle était associée à la protection.

Propriétés : L'opale est souvent associée à l'énergie créatrice et à la spontanéité. Connue pour stimuler l'originalité et la créativité dynamique, elle favorise l'expression de soi et renforce la mémoire. Elle est également réputée pour être une pierre apaisante, apportant la paix à ceux qui la possèdent. Elle peut être associée à différents chakras selon sa couleur.

Utilisations : En lithothérapie, l'opale est utilisée pour équilibrer les humeurs et les émotions, et pour encourager le rêve et l'intuition. Elle est souvent portée en bijoux pour profiter de son énergie en continu. En méditation, elle peut aider à accéder à des états de conscience plus élevés.

Conseils d'entretien : L'opale est une pierre délicate qui nécessite un soin particulier pour préserver sa beauté. Elle n'aime ni la chaleur, ni les produits chimiques, ni les chocs. Pour la nettoyer, utilisez simplement un chiffon doux. Pour la recharger, laissez-la à la lumière de la lune plutôt qu'au soleil pour éviter qu'elle ne perde ses couleurs.

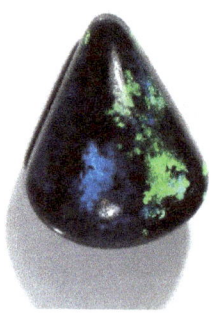

Topaze

Histoire : La topaze est une pierre précieuse dont le nom est dérivé du mot grec "Topazion", qui peut signifier "chercher". Cette pierre était autrefois associée à l'île de Topazos en mer Rouge, où elle était difficile à trouver à cause de la brume épaisse. Dans l'antiquité, on croyait que la topaze avait le pouvoir de rendre invisible quiconque la portait.

Propriétés : La topaze est réputée pour être une pierre de vérité et de clarification. Elle favorise l'honnêteté, l'expression de soi et l'alignement avec le vrai soi. Elle est également utilisée pour la méditation et la connexion avec le divin. La topaze est disponible en plusieurs couleurs, dont le bleu, le rose, le jaune et l'incolore, chacune ayant des vibrations légèrement différentes.

Utilisations : En lithothérapie, la topaze est utilisée pour favoriser la clarté mentale et la découverte de la vérité personnelle. Elle peut être portée en bijoux ou utilisée pendant la méditation pour aider à renforcer l'intuition et la sagesse. Elle est souvent utilisée dans le travail des chakras de la gorge et du troisième œil.

Conseils d'entretien : La topaze est relativement résistante, mais peut être endommagée par des chocs violents. Elle est mieux nettoyée à l'eau tiède avec un savon doux. Évitez de l'exposer à la chaleur ou à des produits chimiques agressifs. Pour la recharger, vous pouvez la placer à la lumière de la lune ou au soleil.

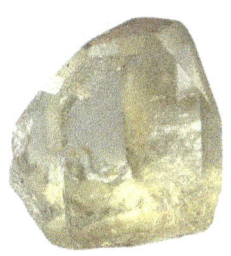

Emeraude

Histoire : Son nom provient du grec "smaragdos" qui signifie "pierre verte". Les émeraudes étaient particulièrement chéries par les anciens Égyptiens, les Incas et les Aztèques. Cléopâtre était connue pour son amour des émeraudes.

Propriétés : L'émeraude est une pierre de sagesse, d'abondance et d'amour inconditionnel. Elle est associée au chakra du cœur et est réputée pour favoriser le pardon, la compassion et la guérison émotionnelle. En outre, elle est censée améliorer la clairvoyance et stimuler la créativité.

Utilisations : En lithothérapie, l'émeraude est utilisée pour apaiser les émotions et calmer l'esprit. Elle peut être portée comme bijou pour soutenir l'équilibre émotionnel et favoriser une communication claire et honnête.

Conseils d'entretien : L'émeraude est une pierre précieuse relativement délicate qui peut être facilement rayée ou endommagée par des chocs. Elle doit être nettoyée avec douceur à l'aide d'un chiffon doux et d'eau tiède. Pour recharger votre émeraude, exposez-la à la lumière de la lune plutôt qu'au soleil.

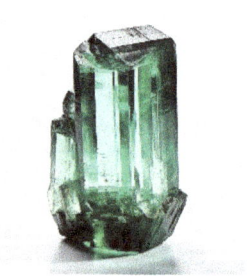

Rubis

Histoire : Le rubis, d'une éclatante teinte rouge, est l'un des quatre précieux gemmes reconnus mondialement, aux côtés du diamant, de l'émeraude et du saphir. Son nom vient du latin "rubeus", signifiant rouge. Depuis des siècles, le rubis est admiré et vénéré, symbole de passion, de protection et de prospérité.

Propriétés : Le rubis est une pierre de passion, de courage et d'énergie. Associé au chakra du cœur et du racine, il est réputé pour stimuler l'amour, le courage, la confiance en soi et la motivation. Il est également connu pour sa capacité à renforcer l'énergie vitale et à favoriser la clarté mentale.

Utilisations : En lithothérapie, le rubis est souvent utilisé pour augmenter l'énergie, améliorer la concentration et encourager l'ambition. Il peut être porté comme bijou pour stimuler l'énergie positive, ou placé dans la maison ou au bureau pour attirer la prospérité et repousser la négativité.

Conseils d'entretien : Le rubis est une pierre précieuse très dure, mais il peut néanmoins être rayé par des matériaux plus durs. Pour le nettoyer, utilisez de l'eau tiède, du savon doux et une brosse à poils doux. Évitez les nettoyants chimiques agressifs et les changements de température brusques. Pour recharger le rubis, exposez-le à la lumière du soleil, mais pas trop longtemps pour éviter l'évanouissement de sa couleur.

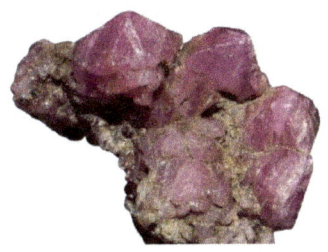

TROISIEME PARTIE :
DEVENIR
LITHOTHERAPEUTE

CHAPITRE 8 : SE FORMER A LA LITHOTHERAPIE EN FRANCE

Le paysage de la formation en lithothérapie en France

La lithothérapie, malgré son histoire ancienne, est une discipline qui a récemment gagné en popularité en France, donnant naissance à une multitude de formations variées. Ainsi, le paysage de la formation en lithothérapie en France se caractérise par une grande diversité, tant en termes de contenu que de format.

Il est important de noter d'emblée que la lithothérapie n'est pas une discipline reconnue par la médecine traditionnelle en France, ce qui signifie qu'elle n'est pas encadrée par des normes ou des réglementations spécifiques. Par conséquent, il n'existe pas de diplôme officiel délivré par l'État pour exercer en tant que lithothérapeute. Cela ne signifie pas pour autant que la formation n'est pas nécessaire ou bénéfique. Au contraire, elle peut être d'une grande aide pour acquérir une connaissance approfondie des pierres et de leurs propriétés, ainsi que pour comprendre comment les utiliser efficacement pour le bien-être.

Il existe en France une grande variété de formations en lithothérapie, allant de cours en ligne accessibles à tous à des ateliers plus spécifiques organisés par des praticiens expérimentés. De nombreux instituts, écoles de naturopathie et centres de bien-être proposent également des formations en lithothérapie. Il faut cependant être conscient que la qualité de ces formations peut varier considérablement. Il est donc crucial de faire preuve de discernement et de rechercher attentivement avant de choisir une formation.

Plusieurs facteurs peuvent influencer ce choix, notamment le contenu du programme, les qualifications et l'expérience des formateurs, les témoignages d'anciens élèves, le coût de la formation et le format (en ligne ou en présentiel). Le contenu du programme est particulièrement important : une bonne formation devrait couvrir un large éventail de sujets, y compris l'histoire de la lithothérapie, la science des pierres, leur utilisation pour le bien-être, les techniques de nettoyage et de recharge, et éventuellement des aspects plus avancés comme les chakras et l'énergie des pierres.

La formation en lithothérapie en France est un domaine en pleine expansion, avec une grande variété d'options disponibles. Malgré l'absence de réglementation officielle, une formation sérieuse peut être d'une grande valeur pour ceux qui souhaitent approfondir leurs connaissances en lithothérapie et l'utiliser pour améliorer leur bien-être ou celui des autres.

Les différentes options de formation

Les différentes options de formation

Se former en lithothérapie, c'est plonger dans un univers fascinant où la beauté des pierres rencontre les vertus qu'elles peuvent apporter à l'humain. Bien que la France ne reconnaisse pas officiellement la lithothérapie comme une pratique médicale, le pays regorge d'options variées pour se former à cet art ancestral. Dans cette quête d'apprentissage, plusieurs chemins s'offrent à vous.

Formations en ligne : L'ère numérique a bouleversé notre façon d'apprendre, et la lithothérapie n'échappe pas à cette tendance. De nombreux programmes, parfois proposés par des lithothérapeutes reconnus, sont disponibles en ligne. Ces formations permettent d'étudier à son propre rythme, offrent souvent du matériel didactique (vidéos, PDF, quizz) et peuvent être agrémentées d'échanges avec des formateurs lors de webinaires ou de forums dédiés.

Écoles spécialisées et instituts : Plusieurs écoles en France se sont spécialisées dans la formation à la lithothérapie. Elles offrent des programmes complets, du niveau débutant au niveau avancé. L'avantage principal est la possibilité d'échanger directement avec des professionnels et d'autres étudiants, de pratiquer en conditions réelles et d'avoir accès à un ensemble de pierres pour une expérience tactile.

Ateliers et stages intensifs : Si vous préférez une approche plus immersive et pratique, les ateliers et stages intensifs sont une excellente option. Souvent organisés sur une journée ou un week-end, ils permettent d'acquérir des compétences spécifiques, telles que le nettoyage des pierres, la méditation avec les cristaux ou encore la réalisation de bijoux énergétiques.

Formations associées à d'autres disciplines : La lithothérapie étant souvent associée à d'autres pratiques bien-être, il n'est pas rare de trouver des formations qui intègrent, par exemple, la naturopathie, le reiki ou encore la méditation. Ces formations holistiques offrent une approche plus large, en montrant comment la lithothérapie peut s'intégrer dans un ensemble de pratiques favorisant le bien-être.

Conseils pour choisir votre formation :

- **Renseignez-vous sur le formateur :** Son parcours, ses qualifications et son expérience sont des éléments clés.

- **Considérez le contenu pédagogique :** Une bonne formation devrait aborder autant la théorie (histoire des pierres, vertus des cristaux) que la pratique (utilisation, entretien).

- **Évaluez le rapport qualité-prix :** Bien que la qualité ait un coût, assurez-vous que le tarif proposé est en adéquation avec le contenu et la durée de la formation.

- **Lisez les témoignages :** Les retours d'anciens élèves sont souvent un bon indicateur de la qualité d'une formation.

Finalement, quel que soit le chemin d'apprentissage choisi, l'important est d'écouter son intuition et de se laisser guider par sa passion pour les pierres. La lithothérapie est autant un savoir-faire qu'un savoir-être, et chaque formation est une opportunité d'enrichissement personnel.

CHAPITRE 9 : DEVENIR LITHOTHERAPEUTE INDEPENDANT

Les compétences nécessaires pour être un lithothérapeute indépendant réussi

Être lithothérapeute, c'est bien plus que de connaître les propriétés des pierres. En tant qu'indépendant, vous êtes à la fois praticien, entrepreneur et ambassadeur de votre discipline. Pour assurer une pratique épanouie et prospère, diverses compétences sont essentielles.

1. Maîtrise de connaissance en lithothérapie :

C'est, bien sûr, le cœur de votre métier. Vous devez avoir une connaissance approfondie des différentes pierres, de leurs propriétés, de leurs modes d'application, et des techniques de soin. La formation continue est donc incontournable, le monde des pierres étant riche et en constante évolution.

2. Capacités relationnelles :

L'empathie, l'écoute active et la communication sont essentielles. Vous devez être en mesure d'instaurer un climat de confiance avec vos clients, de comprendre leurs besoins et de les guider vers les solutions les plus adaptées.

3. Gestion d'entreprise :

En tant qu'indépendant, des compétences en gestion sont indispensables : comptabilité, gestion des stocks, planification, respect des réglementations... Autant de domaines où une formation ou un accompagnement pourrait s'avérer précieux.

4. Éthique professionnelle :

L'intégrité, le respect de la confidentialité et l'honnêteté sont primordiaux. Il s'agit de toujours agir dans l'intérêt du client, de reconnaître ses limites et de ne pas faire de promesses irréalistes.

5. Marketing et communication :

Pour vous faire connaître, une présence en ligne (site web, réseaux sociaux) est souvent nécessaire. Savoir se présenter, raconter son parcours, expliquer sa démarche et ses offres, tout en respectant les codes de la communication, est essentiel pour attirer et fidéliser une clientèle.

6. Adaptabilité :

Le monde du bien-être évolue rapidement, et il est crucial de savoir s'adapter, que ce soit en termes de techniques, d'offres, ou de répondre aux attentes changeantes de la clientèle.

7. Formation continue :

L'univers des pierres est vaste et complexe. Il est donc essentiel de continuer à se former pour rester à jour, découvrir de nouvelles approches et enrichir continuellement sa pratique.

8. Ouverture d'esprit :

La lithothérapie peut être combinée avec d'autres approches ou techniques. Il est donc profitable d'avoir une curiosité et une ouverture vers d'autres disciplines du bien-être.

En somme, être un lithothérapeute indépendant réussi exige une palette variée de compétences. C'est un métier passionnant, à la croisée du bien-être, de la science des pierres et de l'entrepreneuriat. Chaque jour offre son lot de découvertes, de rencontres et de défis à relever. Avec dévouement, passion et en continuant à se former, le chemin vers le succès est tracé pour tous ceux qui souhaitent embrasser cette belle profession.

Comment développer son réseau et sa clientèle

Lorsqu'on décide de s'aventurer en tant que lithothérapeute indépendant, la compétence technique ne suffit pas. Le développement d'un réseau solide et d'une clientèle fidèle est essentiel à la pérennité de l'activité. Mais comment y parvenir ?

1. La présence en ligne :

Aujourd'hui, il est presque impératif d'avoir une présence en ligne. Un site web professionnel, à jour et clair, renseignant sur vos services, tarifs, et témoignages clients, est un atout majeur. De plus, exploiter les réseaux sociaux, comme Instagram ou Facebook, peut vous permettre de toucher une audience plus vaste, de partager votre expertise et d'interagir directement avec des clients potentiels.

2. Le bouche-à-oreille :

C'est l'un des moyens les plus puissants et authentiques de développer sa clientèle. Fournir un service exceptionnel et personnalisé encouragera vos clients à parler de vous à leurs proches.

3. Les ateliers et événements :

Organisez ou participez à des ateliers, conférences ou salons dédiés au bien-être. Cela vous permet non seulement de partager votre savoir, mais aussi de rencontrer d'éventuels clients ou partenaires.

4. Partenariats et collaborations :

Collaborez avec d'autres professionnels du bien-être, comme des masseurs, des coachs ou des naturopathes. Ces partenariats peuvent aboutir à des recommandations mutuelles.

5. L'adhésion à des associations professionnelles :

Il existe de nombreuses associations dédiées à la lithothérapie et au bien-être en général. En y adhérant, vous bénéficiez de leur réseau, et vous vous positionnez en tant que professionnel reconnu dans le domaine.

6. Offres promotionnelles :

L'offre d'une première séance à tarif réduit ou d'autres promotions peut attirer de nouveaux clients. C'est également une excellente manière d'introduire vos services à des personnes hésitantes.

7. Demandez des témoignages :

Des retours positifs sur votre site web ou vos réseaux sociaux peuvent rassurer de futurs clients. Après une séance réussie, n'hésitez pas à solliciter un témoignage.

8. Restez à jour :

La lithothérapie, comme tout domaine, évolue. En continuant à vous former et à élargir vos connaissances, vous montrez à vos clients que vous êtes engagé et passionné.

9. Soyez authentique :

Enfin et surtout, soyez vous-même. L'authenticité est souvent ce qui attire le plus les gens. Vos clients veulent savoir qui vous êtes, quelle est votre histoire, et pourquoi vous êtes passionné par ce que vous faites.

Le développement d'un réseau et d'une clientèle solides nécessite du temps, de l'effort, mais surtout de la persévérance. Avec détermination et en suivant ces conseils, vous serez en mesure de bâtir une pratique de lithothérapie florissante, et d'accompagner de nombreuses personnes grâce à vos compétences et votre passion.

CHAPITRE 10 : CREER SON ENTREPRISE DE LITHOTHERAPIE

Les spécificités de la création d'une entreprise de lithothérapie et comment faire

La lithothérapie, une pratique à l'intersection du bien-être et du mysticisme, offre un terrain fertile pour les entrepreneurs et entrepreneuses passionnés. Toutefois, créer une entreprise dans ce domaine présente certaines spécificités qui méritent d'être considérées avec attention.

La première particularité de la lithothérapie réside dans sa perception par le grand public. Bien qu'elle ait gagné en popularité ces dernières années, il reste des zones d'ombre autour de cette discipline. C'est pourquoi il est crucial d'éduquer et de rassurer votre clientèle potentielle sur les bienfaits et le sérieux de la pratique. Vous pourriez, par exemple, organiser des ateliers d'initiation ou publier des articles éducatifs sur le sujet. Le but est d'offrir de la transparence et de la clarté à vos clients.

De plus, le marché de la lithothérapie est en plein essor, ce qui implique une concurrence accrue. Il est donc essentiel de se démarquer. Comment ? En proposant une valeur ajoutée. Peut-être avez-vous une approche unique, une spécialisation ou un service complémentaire qui vous distingue de la masse. L'identification de cette singularité sera le socle de votre stratégie marketing.

Sur le plan légal, bien que la lithothérapie ne soit pas réglementée en tant que telle, il est fondamental de se tenir informé des évolutions législatives liées aux pratiques de bien-être. Par ailleurs, si vous envisagez de vendre des pierres, il vous faudra veiller à respecter les normes et régulations liées au commerce des minéraux. Assurez-vous également de la provenance éthique des pierres, un aspect de plus en plus pris en compte par les consommateurs avertis.

Le choix du lieu est une autre spécificité à ne pas négliger. Si vous envisagez d'ouvrir un espace physique, il est primordial de choisir un emplacement qui reflète la sérénité et l'énergie positive que vous souhaitez transmettre. Un lieu apaisant, peut-être avec un petit jardin ou une cour intérieure, pourrait être idéal. Il serait également judicieux de prendre en compte la facilité d'accès pour votre clientèle.

Le démarrage d'une entreprise nécessite aussi des fonds. En lithothérapie, il faudra investir dans un stock de pierres, peut-être même une formation complémentaire, sans parler des coûts liés à l'aménagement d'un espace, si vous optez pour une boutique ou un cabinet. Une planification financière rigoureuse et un budget bien défini sont donc essentiels.

Enfin, n'oublions pas la communication. Elle est le pont entre vous et vos futurs clients. Construire une image de marque forte, qui reflète vos valeurs et votre passion pour la lithothérapie, est capital. Les clients doivent ressentir votre authenticité et votre engagement dès le premier contact, que ce soit via votre site web, vos brochures ou même votre carte de visite.

Créer son entreprise de lithothérapie est donc un voyage riche et exigeant, où chaque détail compte. Chaque décision, de la sélection des pierres à la décoration de votre espace, doit être prise avec soin et en alignement avec la philosophie même de la lithothérapie : le bien-être, l'équilibre et l'harmonie.

En France, le statut d'auto-entrepreneur peut vous suffire pour démarrer. Avec ce statut, vous pouvez par exemple créer votre site comprenant une section blog pour éduquer votre audience, et une autre dédiée aux services pour proposer vos prestations. Il n'est pas nécessaire d'être présent physiquement pour conseiller les gens sur la pierre la mieux adaptée à leurs besoins ; autant en tirer avantage.

Si vous envisagez de lancer une affaire plus conséquente, alors il sera probablement judicieux de considérer la création d'une SARL ou d'une SAS. La gestion comptable est plus stricte, mais ce format vous offre l'avantage de ne pas être limité en chiffre d'affaires.

Les astuces pour minimiser les risques et maximiser les chances de réussite

Embarquer dans l'aventure entrepreneuriale, notamment dans le domaine de la lithothérapie, est une expérience exaltante, mais parsemée d'embûches. Pourtant, en armant son entreprise des bons outils et en adoptant une démarche réfléchie, on peut réellement minimiser les risques et aspirer au succès.

L'une des premières clés pour maximiser ses chances de réussite est la connaissance approfondie du marché. Avant même d'imaginer son entreprise, il est primordial de s'immerger dans l'univers de la lithothérapie pour identifier non seulement les tendances actuelles, mais également les besoins non satisfaits des clients. Une telle approche permet de positionner son offre de manière stratégique, en offrant quelque chose que d'autres n'ont pas encore exploré. Il s'agit donc moins de suivre la mode que de l'anticiper, voire de la créer.

De plus, dans un monde en constante évolution, la capacité d'adaptation est cruciale. Plutôt que de s'accrocher à une idée ou à un modèle d'entreprise rigide, il est sage de garder l'esprit ouvert aux feedbacks des clients, aux nouvelles découvertes dans le domaine, et aux évolutions technologiques. C'est cette flexibilité qui permettra à l'entreprise de se réinventer en permanence, évitant ainsi la stagnation.

Sur le plan financier, la prudence est de mise. Même si l'enthousiasme peut pousser à de grands investissements initiaux, il est préférable de commencer petit et de croître de manière organique. Cela implique d'investir dans des domaines essentiels au début, tout en gardant des réserves pour les imprévus. Il est également judicieux d'envisager diverses sources de revenus au sein de l'entreprise, comme des ateliers, des consultations et la vente de pierres, pour diversifier et stabiliser les entrées d'argent.

La fidélisation de la clientèle est un autre élément crucial pour la réussite. Dans le domaine de la lithothérapie, où l'expérience personnelle et le bouche-à-oreille jouent un rôle primordial, un client satisfait peut devenir un véritable ambassadeur de la marque. Il convient donc de porter une attention particulière à chaque interaction, de garantir la qualité des services et produits, et d'instaurer une relation basée sur la confiance.

Mais au-delà de la stratégie, il y a un aspect souvent négligé, mais tout aussi essentiel : la passion. La lithothérapie, plus que beaucoup d'autres domaines, requiert une véritable vocation. C'est cette passion qui, dans les moments de doute, redonne l'énergie et la motivation nécessaires pour persévérer. Elle est également contagieuse : un entrepreneur passionné par son métier saura inspirer confiance et susciter l'intérêt.

Enfin, nul n'est censé être expert en tout. Il est donc pertinent de s'entourer de professionnels compétents, que ce soit pour la comptabilité, le marketing ou tout autre domaine spécifique. Cette collaboration permet non seulement d'éviter des erreurs coûteuses, mais aussi de bénéficier de conseils avisés pour prendre les bonnes décisions.

La création d'une entreprise de lithothérapie réussie ne repose pas sur une formule magique, mais sur un mélange harmonieux de préparation, d'adaptabilité, de passion et d'une collaboration judicieuse. Dans un domaine aussi nuancé et personnel, c'est l'équilibre entre ces éléments qui pave la voie vers le succès.

CHAPITRE 11 : LES BONNES PRATIQUES PROFESSIONNELLES EN LITHOTHERAPIE

Les valeurs éthiques du lithothérapeute

S'il est une profession où la confiance est essentielle, c'est bien celle du lithothérapeute. La lithothérapie est plus qu'une simple pratique ; c'est un engagement à accompagner les gens vers une meilleure harmonie intérieure en utilisant les énergies des pierres. Comme pour toute profession centrée sur le bien-être de l'individu, il existe un ensemble de valeurs éthiques que chaque lithothérapeute devrait incarner.

Au cœur de ces valeurs réside avant tout une profonde bienveillance. Cette bienveillance s'exprime par un désir sincère d'aider, sans jugement, chaque personne qui vient solliciter l'aide du lithothérapeute. Il s'agit d'accueillir l'autre avec respect, quelle que soit son histoire, ses croyances ou sa situation. Ce respect transparaît dans l'écoute attentive du praticien, dans sa capacité à se mettre à la place de l'autre, à ressentir et à comprendre ses besoins.

Ensuite, l'intégrité est une vertu essentielle. L'intégrité, c'est cette capacité à agir avec honnêteté, à ne pas promettre des miracles, mais à s'engager à faire de son mieux pour aider. C'est aussi reconnaître ses limites. Si un cas dépasse les compétences du lithothérapeute, l'honnêteté consiste à l'admettre et à orienter la personne vers un autre professionnel.

Par ailleurs, l'humilité occupe une place prépondérante. Les pierres ont accompagné l'humanité depuis la nuit des temps, et malgré toutes nos connaissances, elles conservent une part de mystère. Reconnaître que nous ne savons pas tout, qu'il reste toujours à apprendre, c'est faire preuve d'humilité. C'est aussi accepter que chaque individu est unique, et ce qui fonctionne pour l'un peut ne pas fonctionner pour un autre. Ainsi, chaque consultation est une nouvelle aventure, une nouvelle découverte.

Enfin, comme dit précédemment, la passion. Elle est le moteur du lithothérapeute. Une passion pour les pierres, bien sûr, mais aussi et surtout pour les êtres humains. Cette passion est contagieuse, elle donne de l'énergie au thérapeute et à son patient, elle inspire et elle pousse à se dépasser. Mais elle doit toujours être tempérée par la raison et la prudence, pour éviter tout excès et rester ancré dans la réalité.

Ainsi, en alliant bienveillance, intégrité, humilité et passion, le lithothérapeute établit les fondations d'une pratique éthique, respectueuse de l'individu et des pierres. Il s'engage alors dans un véritable partenariat avec ses patients, basé sur la confiance et le respect mutuel. Et c'est dans cet espace de confiance que la magie opère, que les pierres révèlent tout leur potentiel, et que le chemin vers l'harmonie peut vraiment commencer.

Comment instaurer une relation de confiance avec ses clients

Le lien entre un lithothérapeute et son client repose sur une fondation essentielle : la confiance. Au-delà des compétences techniques, la capacité à établir une relation sincère et bienveillante est au cœur de la réussite de toute thérapie.

Dans le monde intime de la lithothérapie, où l'on aborde les émotions, les douleurs, les espoirs et les aspirations, la confiance devient encore plus cruciale. Les clients se dévoilent, exposent leurs vulnérabilités, et attendent en retour une écoute bienveillante, un soutien sans jugement. Mais comment, en tant que professionnel, parvenir à instaurer ce climat de confiance ?

D'abord, il s'agit d'être vraiment présent. La présence, c'est bien plus que le simple fait d'être là physiquement (car comme nous l'avons vue, nous pouvons offrir des services à distance). C'est offrir une écoute totale, attentive et sincère. Il s'agit de se déconnecter des distractions extérieures pour se connecter pleinement à la personne en face de soi. Chaque client est unique, avec sa propre histoire, ses propres besoins. Lui offrir une attention individuelle, c'est déjà poser la première pierre d'une relation basée sur la confiance.

L'honnêteté est également un pilier fondamental. Les clients sont bien plus perspicaces qu'on ne le pense souvent. Ils ressentent lorsque l'on est authentique, quand on parle avec le cœur. En revanche, les faux-semblants, les paroles creuses ou les promesses irréalistes sont autant de barrières qui peuvent entraver la construction d'une relation saine. Parfois, être honnête signifie admettre que l'on ne détient pas toutes les réponses, ou qu'un autre professionnel serait mieux placé pour aider. Cette transparence ne fait pas preuve de faiblesse, mais témoigne d'un profond respect pour le client.

La régularité et la cohérence jouent également un rôle capital. Les actions parlent souvent plus fort que les mots. Ainsi, être constant dans ses démarches, dans sa disponibilité, dans la qualité de son service, rassure le client. Il sait à quoi s'attendre, il se sent en sécurité, car il reconnaît une structure fiable en laquelle il peut se reposer.

Mais au-delà de tout cela, ce qui prime, c'est la véritable empathie. Se mettre à la place du client, ressentir ce qu'il ressent, comprendre ses inquiétudes et ses attentes, c'est cette empathie qui transforme une simple interaction professionnelle en une véritable relation humaine. Ce n'est pas quelque chose que l'on peut feindre ou apprendre dans un manuel. Cela doit venir du cœur.

Ainsi, instaurer une relation de confiance avec ses clients ne se résume pas à suivre une série d'étapes ou de méthodes. C'est une danse délicate, une alchimie qui se construit au fil du temps, nourrie par l'authenticité, l'écoute, la transparence et l'empathie. Et lorsque cette confiance est là, elle devient le terreau fertile sur lequel la magie de la lithothérapie peut vraiment opérer, pour le plus grand bien du client.

Le respect de la confidentialité et du secret professionnel

Dans le sanctuaire d'une consultation de lithothérapie, les murs sont souvent témoins de récits profonds, d'émotions intenses et de confidences inestimables. Il est essentiel que ce sanctuaire reste inviolé, que les secrets qu'il abrite ne franchissent jamais ses portes. C'est là que le principe de confidentialité prend tout son sens, non seulement en tant qu'obligation professionnelle, mais aussi en tant que garantie d'un espace sécurisé pour le client.

La confidentialité, dans le domaine de la lithothérapie comme dans bien d'autres professions de santé ou de bien-être, est une pierre angulaire. Elle garantit que les informations partagées par le client resteront strictement entre lui et son thérapeute. Mais pourquoi est-ce si crucial ?

Imaginons un moment une consultation où le client hésite à se confier, craignant que ses paroles soient répétées ou utilisées à mauvais escient. Dans un tel climat de méfiance, la thérapie serait entravée, le client retiendrait des éléments essentiels à son bien-être, et le lien thérapeute-client serait profondément compromis. La confidentialité n'est donc pas seulement une règle à respecter ; elle est la gardienne de la relation thérapeutique elle-même.

La lithothérapie, bien qu'elle s'éloigne des sentiers traditionnels de la médecine, n'en demeure pas moins une discipline où le client peut se retrouver dans une position de vulnérabilité. Il parle de ses peurs, de ses espoirs, de ses douleurs. La responsabilité du lithothérapeute est de recevoir ces confidences comme un précieux trésor, d'en être le gardien vigilant.

Mais le respect de la confidentialité va au-delà de la simple non-divulgation des confidences d'une session. Il s'agit également de protéger les données personnelles du client, de s'assurer que les notes prises pendant une séance sont conservées en lieu sûr, que les communications sont sécurisées, que les dossiers ne sont accessibles qu'aux personnes dûment autorisées.

Bien sûr, comme dans toute règle, il existe des exceptions. Si un client représente un danger pour lui-même ou pour autrui, le lithothérapeute pourrait être confronté à un dilemme éthique, où le besoin d'intervenir l'emporte sur la confidentialité. Cependant, de telles situations sont rares et nécessitent une réflexion approfondie et un jugement professionnel éclairé.

Le respect du secret professionnel est aussi une marque de respect envers le client lui-même. C'est reconnaître la valeur de son vécu, l'importance de sa confiance, l'humanité de ses expériences. C'est aussi comprendre que chaque personne est l'unique détentrice de son histoire, et que partager des fragments de cette histoire est un acte courageux qui mérite d'être honoré.

En fin de compte, le respect de la confidentialité et du secret professionnel n'est pas qu'une question de règles ou de directives. C'est une philosophie, une posture professionnelle, un engagement inébranlable envers ceux qui cherchent aide et guérison. Pour un lithothérapeute, c'est une promesse silencieuse, mais puissante : "Votre histoire est en sécurité entre mes mains." Et c'est cette promesse qui permet à la magie de la lithothérapie de se déployer dans toute sa splendeur.

CONCLUSION

Alors que nous refermons les pages de ce voyage à travers le monde fascinant de la lithothérapie, il est essentiel de s'arrêter un instant pour réfléchir à tout ce que nous avons découvert. Les pierres, avec leur richesse historique et culturelle, leur mystère intrinsèque et leur beauté brute, ont été vénérées, étudiées et utilisées à des fins thérapeutiques pendant des millénaires. Et grâce à ce guide, nous avons pu plonger profondément dans cette tradition ancestrale pour en extraire les précieuses pépites de sagesse et de connaissance.

De la genèse historique de la lithothérapie aux principes qui sous-tendent cette pratique, nous avons exploré les fondements de cette science des pierres. Nous avons discuté de la manière dont les minéraux peuvent interagir avec notre énergie, influençant ainsi notre bien-être et notre équilibre intérieur. Chaque pierre, avec sa forme, sa couleur et sa vibration unique, nous rappelle que la nature, dans sa diversité, offre une palette de solutions pour chaque défi ou besoin humain.

Cette découverte des cinquante pierres et de leurs propriétés a été un périple en soi, une invitation à embrasser la diversité de la Terre et à comprendre comment chaque pierre, qu'elle soit humble ou grandiose, a le potentiel de transformer notre vie. Ces chapitres étaient une célébration de la variété, montrant comment des pierres provenant de coins reculés de notre planète peuvent résonner avec nos énergies individuelles et nous aider à naviguer dans les complexités de la vie.

Mais au-delà de la simple utilisation des pierres pour le bien-être personnel, nous avons également abordé la passionnante aventure de devenir lithothérapeute. Comme dans toute profession, la formation, l'éthique et le dévouement sont essentiels pour réussir. Pourtant, dans le monde de la lithothérapie, ces éléments sont intrinsèquement liés à une profonde compréhension et à un respect des pierres elles-mêmes. De la formation en France à la création d'une entreprise dédiée, ces chapitres étaient un testament à l'engagement et à la passion nécessaires pour transformer une passion pour les pierres en une vocation.

En fin de compte, ce livre était plus qu'un simple guide ou un manuel. C'était une ode à la beauté et à la puissance des pierres, et à la manière dont elles peuvent influencer, améliorer et équilibrer nos vies. C'était une exploration de la symbiose entre l'homme et la nature, et comment cette relation, quand elle est nourrie avec soin et respect, peut être source de guérison et de transformation.

Il est peut-être tentant de voir la lithothérapie comme une autre mode ou tendance éphémère dans le monde en constante évolution du bien-être. Pourtant, comme nous l'avons vu, son histoire est aussi ancienne que l'humanité elle-même. Et tandis que les modes vont et viennent, les principes intemporels de connexion, de guérison et d'équilibre demeurent.

À vous, cher lecteur, qui avez parcouru ces pages avec curiosité et ouverture d'esprit, je vous adresse mes remerciements les plus sincères. Puisse ce livre vous inspirer à intégrer la magie des pierres dans votre vie, à respecter leur sagesse ancienne et à les utiliser pour vous guider, vous guérir et vous élever. Car au cœur de la lithothérapie se trouve une vérité universelle : la nature, dans toute sa splendeur, est notre plus grand allié, et les pierres en sont les ambassadeurs silencieux mais puissants.

REMERCIEMENTS

Je tiens à exprimer ma gratitude à tous ceux qui ont rendu ce livre possible. Aux nombreux chercheurs et auteurs qui ont préservé et interprété cet art à travers les siècles. À l'équipe d'édition qui a soigneusement façonné chaque page de ce livre. Et surtout, à vous, chers lecteurs, pour votre intérêt et votre passion pour ces histoires qui nous fascinent depuis des millénaires.

Donnez votre avis sincère sur Amazon !

Vos suggestions et critiques sont précieuses.

Elles permettent que chaque lecture soit encore plus satisfaisante !

Je vous remercie sincèrement d'avoir lu mon livre.

Je vous souhaite tout le succès que vous méritez !

SOURCE IMAGES

L'auteur et l'éditeur tiennent à remercier particulièrement les sites :

www.pxhere.com/

www.publicdomainpictures.net

www.pixnio.com

www.lookandlearn.com

www.creazilla.com

www.midjourney.com